ヒューマン・セキュリティの時代
－化学物質・電磁波・放射性物質の見えざる体内汚染からどう身を守るか－

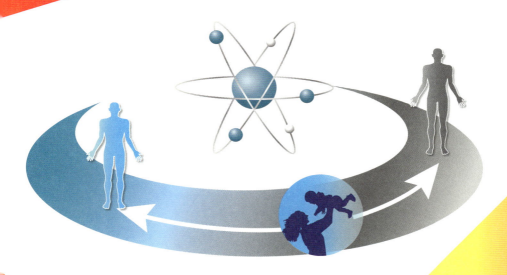

筑波大学准教授　岩浅昌幸

医師　増茂正泰

筑波出版会

ヒューマン・セキュリティの時代

(Chemical Substances) **1. 化学物質・電磁波と疾病** (Electromagnetic Waves)
2. 酸化還元の医学

分析化学的調査の限界と予防的政策の必要性

《大気》
- 硫黄酸化物 [SOx]
- 窒素酸化物 [NOx]
- 光化学オキシダント [Ox]
- 微小粒子状物質 [PM2.5]

⇒ 測定不可能

環境汚染 (Pollution)

分析

- 原子吸光・ICP発光分光分析
- ICP質量分析・蛍光X線分析・etc.

有機化合物質の種類

規制・法律

1.1 分析化学の限界

《水》
生活廃水，工業排水，農薬，
産業廃棄物や不法投棄などによる
地下水，河川，海洋の水質汚染

《食》
・防腐剤 ・農薬
・抗生物質 ・添加剤 ・etc.

1.2 ヒトの病気発症抑制機構の障害と病気発症率の増加

《電磁波》《放射線》《紫外線》
活性酸素・フリーラジカル

遺伝子

遺伝子修復機構効率の低下

DNA分子の損傷は1日細胞あたり最大50万回程度
発生することが知られていて、その原因は正常な代謝活動に
伴うものによるDNA複製ミスと環境要因によるものがある。
DNA修復は定常的に働いているものと、環境要因などに
よって誘起されるものがある。

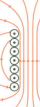

電磁波とは、電気と磁気の両方の性質をもつ「波」のこと。
電気の影響が及ぶ範囲を「電場」といい、
磁気の影響が及ぶ範囲を「磁場」という。
この電場と磁場がお互いに影響しあって
電磁波の「波」がつくられている。

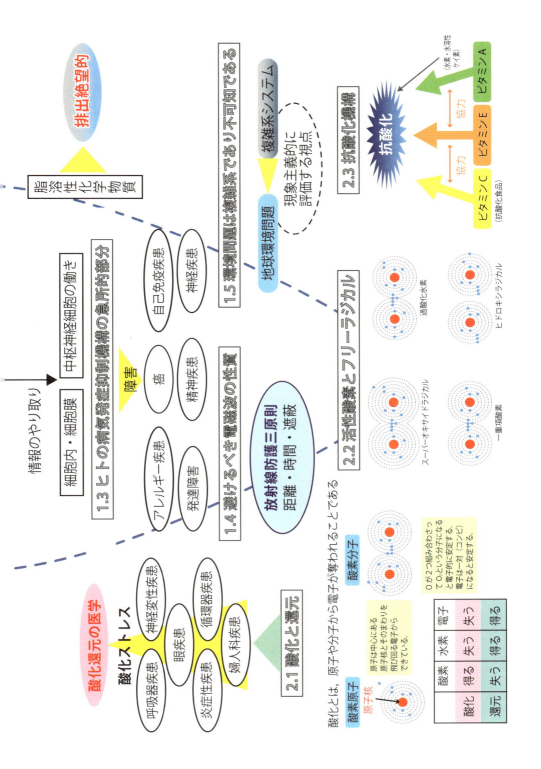

2.5 酸化還元電位とその生体内での利用

① 数値が小さいほど還元力が大きい。
② 数値が大きいほど酸化力が大きい。
③ 酸化還元反応のおこりやすさを規定する。
④ 平衡反応系では生成物の量の比を規定する。

2.4 有用な酸化ストレス

酸化反応により引き起こされる
生体にとって有害な作用

抗酸化力の不足

酸化ストレス

活性酸素

抗酸化機構

酸化ダメージ
の蓄積

2.7 酸化ストレスと環境汚染

酸化ストレス

環境汚染三大原因

放射線

化学物質

電磁波

2.6 抗酸化物質を摂取する際に注意すべきこと

① E_0' が低いことはすなわち有益であるとは限らず、無害であるとも限らない。(E_0 は標準酸化還元電位)
② 抗酸化物質の抗酸化機能の高低は E_0' の高低に依存しない。
③ 過剰な抗酸化物質はかえって癌のリスクを増す。
④ 過剰な抗酸化物質は運動のもつ健康増進効果を打ち消す。
⑤ 過剰な抗酸化物質はかえって酸化ストレスを増加させる。

3. 土壌・身体に対する放射能汚染をどう取り除くか

放射能汚染
① 食物、水の摂取、② 吸気、③ 肌からの吸収を通して体内に入る

- 庭
- 畑
- 水田 etc.

不完全

除去対策

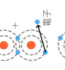

放射性セシウム137

- 土壌 — 生存権
- 農作物 — 移住権
- 河川 — 環境権
- 海洋 — 生命

3.1 放射性懸濁物質の土壌からの除去実験

- プラズマ放電処理水
- 乳酸菌群の作成
- 放線菌群の増殖
- 放射性セシウムの表層土壌からの減少

3.2 酵母やみそなどによる身体の放射性障害の除去可能性

- ヒューマン・セキュリティ
  - 人間の安全保障
  - 身体防御策
- 還元性の高い食品
- みそ・ビール酵母など

放射性物質の吸気、食物の摂取などによる、継続的被曝

→ 体内の特定部位に蓄積
→ 放射線を発生し続ける
→ **低線量でも危険**

《実例》
チェルノブイリ事故後の調査結果
↓
がんの他、脳障害、糖尿病、心臓病、ジストニア、関節痛など慢性疾患の増加

放射線は、生体高分子のつながりを切断して、生命活動を妨げてしまう。

4. 人間の安全保障（ヒューマン・セキュリティ）の意義と諸課題

4.1 「人間の安全保障」という概念

人間一人ひとりに着目し、生存・生活・尊厳に対する広範かつ深刻な脅威から人々を守り、それぞれの持つ豊かな可能性を実現するために、保護と能力強化を通じて持続可能な個人の自立と社会づくりを促す考え方

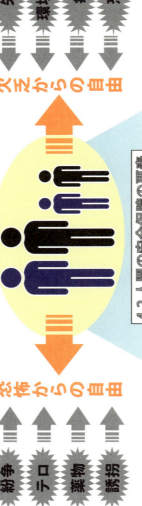

恐怖からの自由
- 紛争
- テロ
- 薬物
- 誘拐

欠乏からの自由
- 失業
- 環境汚染
- 疾病
- 恐慌

4.2 人間の安全保障の要素

- 経済の安全保障
- 食糧の安全保障
- 健康の安全保障
- 環境の安全保障
- 地域社会の安全保障
- 身体の安全保障
- 政治的安全保障

4.4 人権の補完機能としての人間の安全保障

- 人権全般の包括的必要条件としての人間の安全保障
- 予防原則の活用

4.3 人間の安全保障の理念と日本

- 生存
- 生活
- 尊厳

→ 豊かな可能性の実現

4.5 人間の安全保障と国家安全保障

人間の安全保障は、国家安全保障だけでは解決できない問題を補完的に補償していこうという取り組みの一つでもある

- 各国政府・NGO・民間団体
- 農作物の安全性・環境悪化
- 感染症
  - BSE
  - エボラ
  - 新型インフルエンザ

4.6 ヒューメイン・シティー

- エネルギー・食糧生産・環境に係る新しい技術の活用
  - 日本の豊富なエネルギーの活用
  - 天然資源・都市鉱山の活用
  - 省エネルギー・効率化技術
  - 新エネルギーの活用
  - 食糧技術・農業技術

- 電磁波の見えない危険性

不眠症、うつ症状、糖尿病、乳がん、白血病、心臓疾患、脳腫瘍、筋萎縮性側索硬化症、アルツハイマー病、慢性疲労との関係性

(生態系) | 地球の健康とヒトの健康 | (Ecology)

共存・共生の世界 (J.Lederberg)

「ヒトはヒトゲノムとマイクロバイオソームから成る超有機体 (Superorganism) である」
(第一のヒトゲノム)　(第二のヒトゲノム)　〈地球の健康と人の健康を同次元で考える〉

(月/陰)　〈潮汐力〉　　　気圏 (Ionosphere)　　　〈太陽光〉　太陽/陽
[MOON(−)]　　　　　　〈電磁波〉〈スプライト〉　　　　　　　[SUN(+)]
　　　　　　　　　　[対流圏] 成層圏 (オゾン層)
　　　　　　　　　　[第二次原始大気]
　　　〈物質の起源〉　　　　　　　　　　　　＊従属栄養体（動物・人間）
　　　　　　　　　　(B) 生物の世界　　　　　　〈淡水〉　　(C) 心の世界
　　　　　　　　　　　　　　　　　　　　〈物質循環〉（有機物を無機物へ）
　　　　　　　　　　>CO₂ 系 >Cl>N>S　　　　＊細菌の役割（500万種）
　　　[揮発性生物質]　H₂O (水蒸気)　　　　　　　　生物多様性 (Ecology)
　　　　　　　　　　　　N₂(72.5%)　　　　　(生態系)　　〈腐食連鎖〉
　　　　　　　　　　[水の三相]　　　　　　　　　　生物圏 (Biosphere)
　　　　　　　　　　岩石圏 (Lithosphere)　　[緑藻の子孫] 植物の誕生 (5.7億年前)
　　　　　　　　　　　　　　　　　　　〈無機物から有機物を創る独立栄養体〉
　　　　　　　　　　〈第四の相〉　H　　〈葉緑体 (素)〉　　　食物連鎖
(A) 物質の世界　　　O − H − O　　(土壌内細菌)【陸 上】(腸内細菌)
　　H・He・Ar・B・Br (希少ガス)
　　CO₂(0.03%)
[元素]　＊地球温暖化
　　気圏 (Ionosphere)

[150億年前]
Big Bang（固体地球の誕生：46億年前）

<Alkaline Pump>（炭酸ガス固定）　ーH　*クラスター　ーH　（胞子植物）海藻（緑藻・褐藻・紅藻）

[原初の海]　<地球表面積 3/4(75%)：水（海水・氷雪・淡水）> 　<生食連鎖>

(HCl: 強酸性から弱アルカリ性に　<水深 200m>　<地殻>（比重：2.5）　<Biological Pump>（酵素生産）
CaCO₃(無機化学的石灰石)＝*Montmorillonite(粘土類)　魚介類　呼吸（有核細胞
　　　　　　　　　　　　　　　　　　　　　　　　　　　　　　　　　　　　[生物学的石灰石]　(mitochondria)
<触媒性に富む>（ベントナイト）(P) *Stromatolite(有機堆積土　Detritus(N)
　　　　　　　[プレート][マントル]（比重：4.5）　　[植物性]Plankton[動物性]
(40 億年前)　　　　　[Magma Ocean]　*命を支える重要な食物（食物連鎖の起点）
[生命の起源]（オパーリン）（不溶性）xM₂O・ySiO₂ [ケイ酸塩鉱物]　<海の牧草>[10 万種]
　　　　　　　　　　　　　　　　　　　　　　　　　　　　　　(Si 鎧) 珪藻類（ガラス体）
（核酸：粒子）高分子有機物質（蛋白質・脂質）膜構造　Bentos *(葉緑素の元) 光合成
　　　　　　　　　　　　　　　　　　　　　　　　　[ハイブリッド]<同化色素>(増殖力旺盛)
<自己複製＝DNA/RNA> Microcosm <物質交換＝代謝>
　　　　　　　　　　　　　　　　（独立栄養体の成立）
(原初の情報伝達物質)　　　　　*Bacteria
　*Virus
　　　　　　　　　　　　　　　　　　　　　　　　　　　　　　[生物進化の起点] 藍藻類 [シアノバクテリア]
(H₂S/O₂) <硫黄酸化バクテリア>（細胞内共生）化学合成

海底チムニー<チューブワーム>羽織ムシ <地磁気>[重力]　　　　　　　　　(約 38 億年前)

(Fe・Ni)[地球核]　[比重：11.0]　　　　　　　　　　　　　　　原核生物の誕生

*スーパーヘモグロビン

目　　次

1. 化学物質・電磁波と疾病
　　——分析化学的調査の限界と予防的政策の必要性…(増茂正泰)…1
　1.1　分析化学の限界　　1
　1.2　ヒトの病気発症抑制機構の障害と病気発症率の増加　　6
　1.3　ヒトの病気発症抑制機構の急所的部分　　14
　1.4　避けるべき電磁波の性質　　22
　1.5　環境問題は複雑系であり不可知である　　23

2. 酸化還元の医学……………………………………(増茂正泰)…26
　2.1　酸化と還元　　27
　2.2　活性酸素とフリーラジカル　　29
　2.3　抗酸化機構　　31
　2.4　有用な酸化ストレス　　33
　2.5　酸化還元電位とその生体内での利用　　34
　2.6　抗酸化物質を摂取する際に注意すべきこと　　41
　2.7　酸化ストレスと環境汚染　　44

3. ヒューマン・セキュリティの実践的研究
　　——土壌・身体に対する放射能汚染をどう取り除くか…(岩浅昌幸)…50
　3.1　放射線汚染物質の土壌からの除去実験　　52
　3.2　酵母やみそなどによる身体の放射性障害の除去可能性　　55

4．人間の安全保障(ヒューマン・セキュリティ)の意義と諸課題
　　　……………………………………………………………(岩浅昌幸)…*62*
　　4.1　「人間の安全保障」という概念　　*62*
　　4.2　人間の安全保障の要素　　*64*
　　4.3　人間の安全保障の理念と日本　　*67*
　　4.4　人権の補完機能と人間の安全保障　　*67*
　　4.5　人間の安全保障と国家安全保障　　*69*
　　4.6　ヒューメイン・シティー　　*70*

おわりに……………………………………………………………………… *79*

〈特別寄稿〉地球の健康とヒトの健康……………………(今井敬喜)…*81*

1. 化学物質・電磁波と疾病
——分析化学的調査の限界と予防的政策の必要性

増茂正泰

　かつて私は，環境汚染の原因となっている化学物質や電磁波は，ヒトの病気発症を防止するための恒常性の機能を，蛋白質の立体構造の変化を介して阻害し，あらゆる病気の発症を促進しうることを示した．また，環境汚染一般に起因する健康への悪影響は，エコチル調査などの大規模疫学調査によっても検出することが難しく，本来有害であるものであっても有害性が認められないことが多い理由についても解説した[1]．

　化学物質や電磁波の有害性を測定するためには疫学は必ずしも十分な手法ではないことになるが，一方で実際の環境汚染の評価には疫学以外にも分析化学的手法が利用されることも多い．分析化学的手法は調査対象物質の元素や分子構造，分子量，分子の官能基などの物理化学的特徴を利用して行われ，農畜産物中の残留農薬，土壌中のダイオキシン類，空気中のアスベストなどの汚染物質を定性的・定量的に検査することができる．しかし，それらの分析化学的手法にも限界があることを知っておく必要がある．本稿では，分析化学の限界について論じ，その上で化学物質や電磁波のうち特にどのような性質のものの使用や拡散を避けるべきであるかの説明を試みる．

1.1　分析化学の限界

　分析化学の対象となる検体は数多くの物質の混合物であることが多く，そのままでは目的物質の同定や測定ができないので，ほとんどの場合原則的に前処理によって分離・精製・濃縮を行うことが必要となる．混合物のまま機

械にかけて測定する場合もあるが，それは目的物質の分子構造的特徴の目星が大方ついていて，それらについてすべて分析手法が確立されていて，目的物質の種類が膨大な数ではなく，測定シグナルが十分な強度となるような十分な濃度が含まれている，などの条件を満たしている場合に限られる．河川水や大気などの環境由来の検体が何らかの化学物質で汚染されている場合，元素そのものが異なる重金属などによる汚染の場合は，分離・精製・濃縮も比較的容易で，原子吸光やICP発光分光分析，ICP質量分析，蛍光X線分析など，特異度と精確さの高い検査がいくつもあるので，比較的容易にサンプル中に含まれる濃度を特定できる．

しかし，環境汚染化学物質の大半を占める有機化合物については，種類があまりに莫大であるため個々の物質の分析ではなく，PM2.5の成分分析結果などでしばしば示される[2]ような，有機炭素の総量（TOC）のみしか調べることができない．そして，そのTOCの数値を説明するためのさまざまな成分ごとの有機化合物の内訳は，公定法であれ，その他の方法であれ，もっぱら各論的かつ測定目的分子骨格の目星を明確につけた検査（液体や気体のクロマトグラフィー，質量分析など）にゆだねられる．それらの検査の結果，たとえば多環芳香族類はx（ppm），ダイオキシン類はy（ppb），ノルマルアルカン類はz（ppb），といった具合に含有量が決定されていき，TOCの数値の一定部分を説明できるようになる．しかし，残念ながらこの方法では検査に要する時間的・労力的・資金的な資源の圧倒的な不足により，TOCの数値のほんの一部分についてしか解明することができない．

また，測定目的分子の分子骨格が皆目見当もつかない場合は，そもそも分離・精製・濃縮の方法も確立しておらず，定性的検査のために必要な情報も存在せず，ましてやその物質の量を測定することは当然できない．その場合，クロマトグラフィー・質量分析でライブラリーに載っていないようなスペクトルを示す物質が検出されることになるが，もしそれが精製・濃縮が可能な物質であれば赤外吸光や核磁気共鳴などによってその分子構造を決定し，そのあとで誰もが納得するような定性的・定量的な検査法を開発してい

くことになる．しかし，これは非常に手間と時間のかかる作業であり，実際に検出されるおびただしい種類の化学物質の検査法をすべて開発し，実際に検査できるものではない．

さらに，分子構造決定作業の対象となりうる化学物質は，クロマトグラフィー・質量分析で十分なシグナル・ノイズ比を示せるほどの濃度のものに限られ，それ以外の膨大な数の化学物質のスペクトルはノイズとして処理され，検査の対象にすらならないのである．わずかな濃度であっても，たとえば既知・未知の内分泌撹乱物質やPPCPs（医薬品や日用品由来の物質）などのように，人体に影響を及ぼす可能性の捨てきれない化学物は少なくないと考えられる．

その他，わずかな濃度の物質を検出するためには，特異抗体などを用いた免疫学的手法が有効であるが，これも対象物質以外にはほとんど反応せず，分子構造の目星がついていないものにはまったく無力である．

ある論文[3]にはクロマトグラフィー・質量分析を用いたせいぜい100種類程度のPPCPsや合成香料の効率的な検査方法を開発した旨が記載してあり，また他の論文[4]には汚染物質検査のためのせいぜい230種類の有機化合物のライブラリーの作成方法が提案されている．これらの報告は，分析化学的手法では環境汚染に関与する億単位ともいわれる種類の物質すべてはとてもまかないきれないことを示唆しており，河川水や大気や海洋底質などの無機成分主体の検体でさえも，汚染物質のTOCの大部分を説明できるための分析化学的手法はいまだ開発途上の段階であると考えられる．海洋底質については，最近深海魚が海岸に打ち上げられる事件が国内でも散見されるようになり，化学物質による汚染の進行が懸念され，実際に海底汚泥中の汚染物質の分布についての研究[5]や，それらの生物への有害性を示す研究[6]はある程度なされているが，上記のような理由で汚染原因となっている億単位の物質群の同定や測定はほとんど不可能である．

さらに悪いことに，食品やヒトの血液などのようにマトリックス中に有機化合物が大量に含まれるサンプルについては，検査法が存在しないため

TOCの数値すら求めることができず，サンプル中にどれだけ不自然な有機化学物質が含まれているか，総量を知ることすらできない．つまり，食品やヒトの体はどれだけ不自然な化学物質によって汚染されているのか，その程度を知ることすらできない．

分析化学的手法によって汚染の種類や程度を同定・測定し，ひいてはそもそも汚染があるかどうかの証明ができなくては，その有害性を証明する疫学調査も行いようがない．さらに，この事実は，体内に蓄積した証明不可能な汚染により疫学調査の曝露と非曝露の区別が難しくなることを示すにとどまらず，進行した体内蓄積汚染（化学物質曝露）によって生じている過敏反応を嫌って日常的に化学物質を避けている人がむしろ非曝露群に多く含まれてしまうような不適切な研究デザインが見過ごされやすくなり，アレルギー疾患のような有病率の高い疾病であっても大規模疫学調査ですら有害性の検出が困難になることを意味する．その結果，各種の汚染や汚染物質について有害性を逐一示すことができず，「有害性が証明されていないので無害とみなせる」というような誤解を生じさせている．

また，以前の論文[1]では化学物質や電磁波が蛋白質構造をわずかに変化させて機能をわずかに低下させるリスクとそのリスクを疫学的手法で検出できないことについて論じたが，分析化学的手法も疫学的手法と同じく巨視的視点での同定・測定である（反応物質のうち圧倒的に大きな割合のものの性質や状態などのみに着目している）ことに変わりはなく，蛋白質の機能を感度よく測定する $in\ vitro$ の実験（免疫学的手法や蛍光分析やストップトフローなど）も，蛋白質構造解析のためのX線結晶構造解析やNMRも，化学物質や電磁波により生じるごくわずかな割合（以前の論文では0.0005%程度の蛋白質の機能低下を論じた）のヒト体内の蛋白質の微視的な構造・機能の変化を検出することが困難である．蛋白質を蛍光染色した蛍光顕微鏡ではひとつひとつの細胞の働きを見ることができ，電子顕微鏡もひとつひとつの蛋白質分子を観察することができるが，これらの方法も蛋白質のこの水準のわずかな割合の構造変化・機能低下を検出するためにはあまり役立たない．

地球環境問題は複雑系システムである[7]ため，すべてを知ることはできないことは分析化学者にとっては常識である．また，**後述する蛋白質アダクトのように化学物質の有害性は疫学や分析化学で検出できない**[8]**ことも最近は示されるようになり，疫学や分析化学に限界があることは徐々に知れわたるようになってきている．**

　科学哲学者のクーンは，大多数の科学者集団の持つ共通信念（パラダイム）がその時点での科学的事実となり，それが利用可能な通常科学とみなされるが，通常科学では説明できない変則事例の蓄積によりパラダイムの危機を招き，間欠的に発生する科学革命によって既存のパラダイムが新しいパラダイムに置き換えられていくと主張した．現時点での通常科学である分析化学や疫学で証明不可能なのであれば，**現在多くの科学者たちが化学物質や電磁波の有害性を信じられず，科学者集団の間で化学物質や電磁波の有害性を認知するパラダイムが形成しないのも無理はない．ただ，ここまで記述したように，それらのことが存在しないように思えるのは，その有害性を示すための手法がいまだ開発途上・実施困難であり，科学革命を待っている状態だからである．**

　未知のものごとが存在することの証明は，1つ例を挙げれば済むのに比べて，存在しないことの証明は無限に繰り返しても達成できない．これは「悪魔の証明」と呼ばれ，科学哲学者ポッパーによれば，反証が不可能な命題（たとえば「神は存在する」という命題）はすでに科学ではないとされる．このことを引用して，「化学物質や電磁波の有害性が存在する」という命題もそれを反証することができないから，科学ではないと主張する人がいる．確かに，これまで述べたように，この反証は現在の通常科学の分析化学や疫学では不可能に近い．また，これまでに化学物質や電磁波などの有害性やそれらの過敏症の存在を示す報告は少数ながらなされているものの，これらは概ね観察研究であり，無作為化集団における介入研究ではないために傍証に過ぎないとの批判がある．これらの批判に応えるためには，たとえば給食改革によって生徒のいじめ・非行・暴力が激減した事例[9]において，改革前の

給食の生産者・流通業者・小売業者・加工業者に対し，原材料にどんな農薬や添加物などを混入したかをしらみつぶしに聞き取り調査し（聞き取り調査をして化学物質の目星をつけないと，上述した理由により分析化学では食品に含まれる不自然な化学物質の大部分を検出することはできない），分析化学で得られた化学物質の種類と濃度をすべて再現できるように改革後の安全な給食に混入し，混入あり・混入なしの給食を食べる群に生徒たちを無作為的に割り付ける介入研究により疫学調査を行えば傍証ではなく直接的な証拠が得られるだろう．しかし，このように有害性が強く示唆されている化学物質や電磁波を用いた介入研究は，医学研究の倫理規定であるヘルシンキ宣言に違反するため，有意な研究結果が得られたとしても論文掲載を拒否されてしまう．その他，現状のパラダイムに反する論文は掲載されにくいなど，さまざまなパブリケーション・バイアスの影響を受けるため，通常の利用可能な科学とはなりにくい．

利用可能な通常の調査によって検出できないからといって，化学物質や電磁波の有害性は存在しないというのは愚かな判断である．一般に，多くの環境汚染因子はヒトの体内や環境全体に蓄積していく性質があり，それを元の状態に復元するのは極めて困難である．それらの汚染の進行を利用可能な通常科学の調査によって有害性が検出される水準となるまで放置しておいては，それほど遠くない未来においてヒトの種の存続は本格的に脅かされるであろう．何度も繰り返されてきたことであるが，それらの汚染のみならず，そもそもすべてのものごとの安全性の証明は不可能である以上，環境政策については，新規化学物質や電磁波を環境中に導入しない予防原則が鉄則である．

1.2 ヒトの病気発症抑制機構の障害と病気発症率の増加

現在環境調査に用いられている通常の疫学や分析化学の巨視的視点の手法が，化学物質や電磁波の有害性を知るために不十分であるのなら，予防原則

の実践のためには通常科学で検査することの難しい微視的視点について想像的思考力を豊かにしておく必要がある．以下に，胃癌を例にとって，ヒトの病気発症抑制機構の働きがどのくらいの割合だけ障害されれば病気発症率が1.5倍となるか，考察してみる．

過去の論文[1]では，化学物質によってヒトの蛋白質の担う発癌抑制機構が1日当たり0.0005％程度の割合だけ障害されることが，発癌の確率を1.5倍に高めることにつながることを説明した．しかし，この数値はたくさんのヒトの蛋白質の担う発癌抑制機構を総体として評価した数値であり，発癌確率が同じ1.5倍上昇するためには，機構の主軸をなす部分（たとえば，DNAの修復機構）のみに注目すると0.0005％よりさらに微小な障害を受けるだけで十分であることが推測される．発癌の原因は遺伝子の変異であることが知られているが，ヒトの細胞内の遺伝子は常時さまざまな原因（反応性の高い化学物質，活性酸素，フリーラジカル，紫外線，放射線，電磁波など）によって高頻度に障害を受け続けている．これが直接的に高い発癌率に結びつか

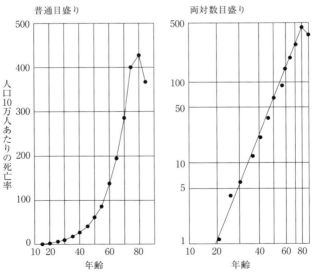

図 1.1 胃癌の年齢別死亡率カーブ（1978年，日本人男性）
［黒木登志夫著「がん遺伝子の発見」（中公新書1290）より改変］

ないのは，1つにはヒトの細胞内の遺伝子は修復蛋白質などによって構成される遺伝子修復機構によって常時修復され続けているからである．発癌抑制機構の障害によって発癌確率が1.5倍となる場合を考える上で，遺伝子修復の実効率（あるいは遺伝子変異の定着率）に直接かかわる部分に注目して，どの程度の障害で必要十分であるかを再計算してみる．

まず，1978年の日本人男性の胃癌による年齢別死亡率[10]のグラフ（図1.1）を示す．

この時代には胃癌の発症率は死亡率と非常に近い水準であり，ほぼ一対一の対応が認められたと考えられる．このグラフは両対数グラフに表示すると，傾き約5の直線となり，年齢と死亡率（あるいは胃癌発症率）が乗数5のべき乗の関係であることが示唆される．この関係は多くの上皮細胞由来の癌の死亡率に認められ，傾きは4～6となることが多い[11]．癌の発症率が年齢に対して乗数 n のべき乗で相関するときは，発癌が $n+1$ ヒットモデル（細胞内の異なる遺伝子が $n+1$ 個変異することにより癌細胞となるというモデル）で解釈できると考えられる（$n+1$ ヒットモデルでは累積発症率が両対数グラフで傾き $n+1$ の直線となり，これを年齢別新規発症率に換算すると1回の微分効果が加わり傾き n となるため）．ここでは胃癌の発症を6ヒットモデルで説明できると仮定して，発癌を1.5倍にするためには遺伝子修復の実効率がどの程度阻害されれば実現されるか，計算を試みる．

出生後 n 年目において，癌の前駆細胞となりうる上皮細胞のうち，癌関連遺伝子の変異の数が 1, 2, …, 5 のものの割合をそれぞれ $a(0\text{hit})_n$, $a(1\text{hit})_n$, …, $a(5\text{hits})_n$ とする．変異の数が6以上のもの（つまり癌細胞となったもの）の割合を $a(\geq 6\text{hits})_n$ とする．また，出生時にはすべての細胞が変異0個であると仮定する．つまり，$a(0\text{hit})_0 = 1$, $a(1\text{hit})_0 = a(2\text{hit})_0 = \cdots = a(5\text{hits})_0 = a(\geq 6\text{hits})_0 = 0$ とする．1年間の生命活動の中で，それぞれの癌関連遺伝子が有意に変異する確率は遺伝子ごとに異なり，また1ヒットで十分なものとそれ以上必要なものとがあるが，ここではそれらは概して同じ確率 p で変異が定着すると考える．癌関連遺伝子の年間変異定着率

p は非常に小さい（$p<<1$）ため，新たに変異定着する遺伝子数の確率は二項分布で近似できる．具体的には，癌関連遺伝子の数を s とすると，1 年間のうちに 1 つの遺伝子が変異定着することを免れる（つまり，遺伝子修復機構が実効的に機能する）確率 $1-p$ を用いて，$a(0\text{hit})_n$，$a(1\text{hit})_n$，…，$a(5\text{hits})_n$，$a(\geq 6\text{hits})_n$ は以下のとおりに表すことができる．

$$a(0\text{hit})_k = a(0\text{hit})_{k-1} \times \text{binomdist}(s,s,1-p,\text{false})$$

[binomdist(a,b,c,d) は二項分布の確率を返す関数であり，それぞれの引数は a：成功数，b：試行数，c：成功確率，d：関数形式（true は成功数 a 以下の累積分布関数，false は成功数 a の確率密度関数）を表す]

$$\begin{aligned} a(1\text{hit})_k = &\, a(0\text{hit})_{k-1} \times \text{binomdist}(s-1,s,1-p,\text{false}) \\ &+ a(1\text{hit})_{k-1} \times \text{binomdist}(s-1,s-1,1-p,\text{false}) \end{aligned}$$

$$\begin{aligned} a(2\text{hits})_k = &\, a(0\text{hit})_{k-1} \times \text{binomdist}(s-2,s,1-p,\text{false}) \\ &+ a(1\text{hit})_{k-1} \times \text{binomdist}(s-2,s-1,1-p,\text{false}) \\ &+ a(2\text{hits})_{k-1} \times \text{binomdist}(s-2,s-2,1-p,\text{false}) \end{aligned}$$

$$\begin{aligned} a(3\text{hits})_k = &\, a(0\text{hit})_{k-1} \times \text{binomdist}(s-3,s,1-p,\text{false}) \\ &+ a(1\text{hit})_{k-1} \times \text{binomdist}(s-3,s-1,1-p,\text{false}) \\ &+ a(2\text{hits})_{k-1} \times \text{binomdist}(s-3,s-2,1-p,\text{false}) \\ &+ a(3\text{hits})_{k-1} \times \text{binomdist}(s-3,s-3,1-p,\text{false}) \end{aligned}$$

$$\begin{aligned} a(4\text{hits})_k = &\, a(0\text{hit})_{k-1} \times \text{binomdist}(s-4,s,1-p,\text{false}) \\ &+ a(1\text{hit})_{k-1} \times \text{binomdist}(s-4,s-1,1-p,\text{false}) \\ &+ a(2\text{hits})_{k-1} \times \text{binomdist}(s-4,s-2,1-p,\text{false}) \\ &+ a(3\text{hits})_{k-1} \times \text{binomdist}(s-4,s-3,1-p,\text{false}) \\ &+ a(4\text{hits})_{k-1} \times \text{binomdist}(s-4,s-4,1-p,\text{false}) \end{aligned}$$

$$a(5\text{hits})_k = a(0\text{hit})_{k-1} \times \text{binomdist}(s-5,s,1-p,\text{false})$$
$$+a(1\text{hit})_{k-1} \times \text{binomdist}(s-5,s-1,1-p,\text{false})$$
$$+a(2\text{hits})_{k-1} \times \text{binomdist}(s-5,s-2,1-p,\text{false})$$
$$+a(3\text{hits})_{k-1} \times \text{binomdist}(s-5,s-3,1-p,\text{false})$$
$$+a(4\text{hits})_{k-1} \times \text{binomdist}(s-5,s-4,1-p,\text{false})$$
$$+a(5\text{hits})_{k-1} \times \text{binomdist}(s-5,s-5,1-p,\text{false})$$

$$a(\geqq 6\text{hits})_k = a(0\text{hit})_{k-1} \times \text{binomdist}(s-6,s,1-p,\text{true})$$
$$+a(1\text{hit})_{k-1} \times \text{binomdist}(s-6,s-1,1-p,\text{true})$$
$$+a(2\text{hits})_{k-1} \times \text{binomdist}(s-6,s-2,1-p,\text{true})$$
$$+a(3\text{hits})_{k-1} \times \text{binomdist}(s-6,s-3,1-p,\text{true})$$
$$+a(4\text{hits})_{k-1} \times \text{binomdist}(s-6,s-4,1-p,\text{true})$$
$$+a(5\text{hits})_{k-1} \times \text{binomdist}(s-6,s-5,1-p,\text{true})$$
$$+a(\geqq 6\text{hits})_{k-1}$$

この数列より,k歳時に1つの細胞が癌細胞となる確率D_kは以下のとおりに計算される.

$$D_k = a(\geqq 6\text{hits})_k - a(\geqq 6\text{hits})_{k-1}$$

次に,D_kの値がどれだけ実際の胃癌発症率に結びつくかを考える.胃粘膜上皮細胞数をc,生じた癌細胞が免疫などにより駆逐されずに生き残る確率をeとする.cとeはともに定数であるので,実効胃粘膜細胞数Nとして以下のように定義し直す.

$$N = c \times e$$

cは胃粘膜の表面積(4〜40 m² 程度;消化管全体の表面積約 400 m² の1〜10% 程度)とヒトの細胞の標準的な大きさ(直径約 10 μm)から計算すると 10^{11} 程度のオーダーと考えられる.また,現代医学の通説としてヒト

の体内には毎日（365 日）1000 個前後の癌細胞が新規に発生し，その大部分が免疫によって駆逐されると考えられている．このことから，毎年 10 万人当たり数百人程度（≒ 365 人）が実際に新規に癌を発症することを考慮すると，$e = (365/100000)/(365 \times 1000) = 10^{-8}$ 程度のオーダーと考えられる．したがって，N は 10^3 前後のオーダーと推測される．

このとき，k 歳の人口 10 万人当たりの胃癌発症者数 Z_k は次のように計算される．

$$Z_k = N \times D_k \times 100000$$

このようにして得られた 6 ヒットモデルの理論上の発癌者数 Z_k のグラフを実際の 1978 年の年齢別胃癌死亡率の分布と比較し，変数 p（癌関連遺伝子 1 つ当たりの年間変異定着率）についての最小二乗法により両対数グラフをフィッティングして，変数 p を求める（国立がん研究センターの資料の年齢別死亡率は階級幅 5 歳の代表値となっているが，このグラフ作成の際は，癌細胞発生から死亡まで 2，3 年と仮定して，平均としてその階級のはじめの年齢に癌細胞が発生したと見なした）．この方法を用いて，N の値（列(a)）の想定をさまざまに変化させて，それぞれの場合について求めた変数 p の値を表 1.1 の列（b）の欄に示した．次に，それらの p について，以前の論文[1] で示した換算方法により，1 年当たりの遺伝子修復実効率 $(1-p)$ から 1 日当たりの相当値へ換算した（列（d））．そのあとで，N の値は固定したままで，化学物質や電磁波への曝露の影響で遺伝子修復の実効率が低下して変異の定着率 p が上昇して胃癌発症率が 1.5 倍になったと仮定してグラフを引き直して p を求め直した（列（e））．さらに，再計算した p について，先と同様に 1 日当たりの遺伝子修復実効率の相当値へ換算し（列（f）），それを胃癌発症増加前の値と比較（列（d）と列（f）との比較）して，遺伝子修復実効率が 1 日当たりどれくらいの割合障害されれば総発症者数が 1.5 倍になるかを調べた（列（g））．

表 1.1

(a)	(b)	(c)	(d)	(e)	(f)	(g)
1.00E + 00	0.000047	0.967376606	0.999999871	0.0000521	0.99999986	1.3973E-08
1.00E + 01	0.0000292	0.99216174	0.99999992	0.0000318	0.99999991	7.1235E-09
1.00E + 02	0.0000185	0.990381288	0.999999949	0.00002	0.99999995	4.1097E-09
1.00E + 03	0.0000124	0.988656139	0.999999966	0.0000134	0.99999996	2.7398E-09
1.00E + 04	0.00000825	0.983871443	0.999999977	0.00000887	0.99999998	1.6986E-09
1.00E + 05	0.0000553	0.979869072	0.999999848	0.0000594	0.99999984	1.1234E-08
1000000	0.0000373	0.976841808	0.999999898	0.00004	0.99999989	7.3975E-09

(a) 実効胃粘膜細胞数 N の設定：任意に設定する
(b) 1年当たりの癌関連遺伝子変異定着率 p：最小二乗法によるフィッティングにより p を求める
(c) 6ヒットモデルによる胃癌発症予測値と実測死亡率を，1年当たりの癌関連遺伝子変異定着率 p について，最小二乗法でフィッティングしたときの決定係数
(d) 1日当たりの癌関連遺伝子変異定着の抑制成功率：$\{1-(b)\}$ の365乗根を計算して求める
(e) 発癌を1.5倍に増加させるような1年当たりの癌関連遺伝子変異定着率：(a) の条件下で6ヒットモデルの発癌の総数が1.5倍になるように (b) を再調整して求める
(f) 発癌を1.5倍に増加させるような1日当たりの癌関連遺伝子変異定着の抑制成功率：$\{1-(e)\}$ の365乗根を計算して求める
(g) 発癌を1.5倍に増加させるような1日当たりの癌関連遺伝子変異定着の抑制成功率の障害率：$1-(f)/(d)$ を計算して求める

　なお，現在のところ，癌遺伝子は約200種類，癌抑制遺伝子は約30種類確認されており，未知のものがあと数百種類あると考えて $s = 700$ と設定したが，$p \ll 1$ の場合は，s の数値設定を多少上下させても binomdist 関数の値はそれほど大きな影響を受けず，以下の議論に与える変動もごくわずかである．

　この際求めた6ヒットモデルと実際の死亡率との比較を図1.2に示す．

　表1.1，図1.2のグラフ作成の際，前述のとおり，N のオーダーは $10^3 = 1000$ 前後に設定した．実際に表1.1のように N のオーダー設定を上下させてみると，$N = 10^3$ 近辺のオーダー設定で実測値の分布と極大的に高い決定係数でフィッティングできることがわかる．この6ヒットモデルにおいて，胃癌発症率を1.5倍に増加させるための1日当たりの遺伝子変異定着回避成功率の障害率（列 (g)）は，表1.1のように N のオーダーを変化させてもほとんど変化せず，概ね $10^{-8} \sim 10^{-9}$ のオーダーであった．したがって，こ

1.2 ヒトの病気発症抑制機構の障害と病気発症率の増加　　13

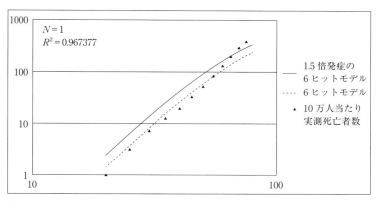

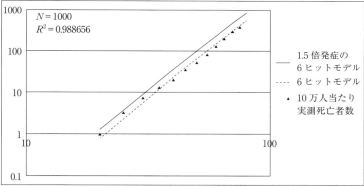

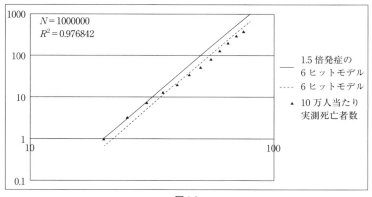

図 1.2

の 6 ヒットモデルにおいて胃癌発生を 1.5 倍に増加させるために必要十分な遺伝子修復機構実効率の低下は，その程度のオーダーの数値であることが示唆される．以前の論文[1]では，発癌数を 1.5 倍にする因子は，発癌抑制のための全体的な機能を 1 日当たり 0.0005%（5×10^{-7}）だけ落とすことを解説した．これを 6 ヒットモデルから得られた数値と比較すると，発癌抑制のためのより急所的な機能，すなわち遺伝子修復の実効性にかかわる蛋白質の機能に限れば，同じ 1.5 倍の発癌増加効果を得るために数十分の 1 以下の阻害作用で十分であることが示唆される．このことから考えられるのは，ヒトの体で癌を含めたあらゆる病気を免れるための恒常性を維持する蛋白質機能は，阻害される部分によってその効果の強さ（病気発症増加の程度）が大きく異なることがあるということであり，（よく考えてみれば当然のことではあるが）急所的な部分を阻害されればより発病率が大きくなることが予測される．

1.3　ヒトの病気発症抑制機構の急所的部分

　一般に，組織を維持するための機構では，司令部と情報伝達部位が急所となりやすい．ヒトの病気発症抑制機構において，急所となる部位を考えると，細胞核にある遺伝子や細胞内・細胞膜での情報のやりとり，中枢神経細胞の働きなどが挙げられる．**遺伝子が障害されて増殖や浸潤や転移などの細胞機能が乱用されるようになると癌を発症し，免疫細胞の細胞膜に存在する膜蛋白質が接触した対象を攻撃すべきかどうかを正しく認識できないと，アレルギー疾患や自己免疫疾患などの難病を発症する原因となる．中枢神経の働きが阻害されれば，知的能力の低下や発達障害，精神疾患，神経疾患の原因となるだろう．** このことを踏まえて，化学物質過敏症患者がもっとも有害反応を呈しやすい化学物質群の 1 つであるホルムアルデヒドやトリクロロエチレン，ベンゼンなどの揮発性有機化合物（VOC）を例にして，どのような性質の化学物質が急所に与える効果が大きく，高い有害性が見込まれるか

について考察してみる．ホルムアルデヒドやトリクロロエチレン，ベンゼンなどのように，VOC には国際がん研究機関（IRAC）の指定する発癌性物質が少なからず含まれるが，そのことを差し引いても，VOC は次に挙げるような人体に好ましくない化学的性質のうち，複数を帯びていることが多い．

Ⅰ．脂溶性である．

脂溶性化学物質は，少なくとも次の4つの好ましくない性質がある．
a．排泄されにくい．

ヒトが脂溶性化学物質を未変化体のまま排泄するための最も効率のよい方法は糞便中排泄であるが，糞便中に含むことのできる脂溶性化学物質の量は非常に限られている．たとえば，コレステロールは糞便中にしか排泄することができない脂溶性化学物質だが，1日当たりの排泄量はせいぜい 500 mg 程度である．これは，わずか卵黄1個分でしかない．この問題を解決するため，ヒトの体は肝細胞内に存在するチトクロームなどの代謝酵素によって多くの脂溶性化学物質に化学的装飾を施す．肝代謝には第1相と第2相の反応があり，第1相では水酸基やアミノ基，カルボキシル基などの官能基を付加し，第2相でグルクロン酸などの水溶性化学物質を官能基と結合させる．脂溶性化学物質は化学的に安定なものが多いため，第1相の代謝反応で化学的活性を高め，第2相の反応を起こしやすくする．これにより，脂溶性化学物質が水溶性となり，尿中に排泄しやすくなる．すべての脂溶性化学物質について，第2相まで反応がすんなり進んで効率よく代謝産物が尿中に排泄されることが望ましいのだろうが，その通りには事が運ばず，いくつかの問題が発生する．第一に，グルクロン酸抱合された代謝産物の一部は胆汁中に排泄され，消化管内の細菌によってグルクロン酸抱合が加水分解され，第1相代謝産物となってふたたび吸収される．この腸肝循環のため，脂溶性の化学物質はやはり長期間体内にとどまることになる．第二に，すべての脂溶性化学物質に対して第1相の反応が可能なわけではない．第1相の反応に至らない

脂溶性化学物質は，ヒトの体内から効率よく排泄することはほとんど絶望的となり，毎日糞便中にわずかな量ずつ排泄するしかなくなる．ヒトはそれらの脂溶性化学物質を一生かけて体内に蓄積していき，女性の場合は妊娠時に胎児にそれを引き継ぐこととなる．第三に，第1相の反応により官能基を付加された脂溶性化学物質は界面活性剤に似た化学構造となり，ヒトの体内の親水性・疎水性の部分すべてに行き渡るようになってしまい，さらに項目Ⅰ-cで述べるようにさまざまな蛋白質に結合して構造変化させ，機能低下させやすくなってしまうことである．第1相のもう1つの問題は，本来は解毒が目的のはずの肝代謝によって，脂溶性化学物質が発癌性などの有害な性質を帯びるようになる（代謝活性化する）ことがある[12]ということである．反応性の高い官能基を持つことの有害性については項目Ⅲもあわせてご参照いただきたい．

　b．細胞膜に蓄積しやすい．

　生物の細胞膜は脂質二重層という脂溶性の層で成り立っているため，脂溶性化学物質は疎水結合によって細胞膜内に潜り込みやすい性質がある．細胞膜内には種々の膜蛋白質が組み込まれており，細胞内外の情報のやり取りを担っているため情報伝達の急所となりやすい．たとえば，局所麻酔薬のリドカインは神経細胞の細胞膜内で膜蛋白質のNaチャネルと結合して立体構造を変化させ，その働き（イオンの細胞内外の通過）を阻害することによって麻酔作用を示す．ジエチルエーテルやエタノール，ウレタンモノマーなどほとんどの低分子量の脂溶性化学物質に麻酔作用があるのは，細胞膜内に潜り込みやすく，膜蛋白質と結合あるいは会合して立体構造を変化させ，その働きを阻害して細胞内外の情報のやり取りを遮断するからだと考えられる．そして，膜蛋白質機能の阻害がもたらす結果は麻酔作用だけではない．たとえば最近，若年層の脳出血・脳梗塞が増加しつつある[13]が，化学物質によって血管内皮細胞や血球細胞の細胞膜のもつ抗凝固機能が阻害されれば血栓を生じて臓器の梗塞疾患を生じうる．癌やアレルギーや多発性硬化症などの自己免疫疾患の難病の罹患率も増加し続けているが，免疫細胞の膜蛋白質の機

能が阻害されれば，免疫応答や免疫寛容の判断を誤る原因となり，自己免疫疾患やアレルギー疾患を生じうるだろう．細胞膜は細胞外の情報を得たり，細胞外の他の細胞や異物や病原体に働きかけたりする唯一の窓口として機能するので，その部分がわずかでも阻害されると重大な機能障害をきたす可能性がある．ただし，前述のとおり，これらの細胞膜の蛋白質機能のわずかな低下を分析化学で検出することは困難である．

c．蛋白質と結合しやすい．

蛋白質の立体構造（三次構造）の支えとなっているのはその中心部にある疎水性コアと呼ばれる疎水性アミノ酸配列の基本的な構造（二次構造）であり，疎水性コアを持たない蛋白質はまれである[14]．つまり，脂溶性化学物質やその第1相代謝産物である両親媒性化学物質が親和しやすい疎水性の領域は，多くの蛋白質の立体構造中に普遍的に存在し，しかもそれは立体構造を支える要となっているのである．疎水性コアを構成する疎水性アミノ酸側鎖は立体的に隣接する他のアミノ酸側鎖によってどれだけ構造が固定化されるかが決まる傾向にある[15]ため，たとえば隣接するアミノ酸が変異すると疎水性コアが不安定化して天然蛋白質の構造であっても人工蛋白質のような構造揺らぎを招きうる．疎水性コアに少しでも食い込んだ化学物質の脂溶性部分は蛋白質の構造の熱的安定性を失わせ，1気圧37℃の生理的条件下でのΔG（ギブスの自由エネルギー）＝3〜4 J程度の熱揺らぎの下で，構造を不安定化させうる．構造が不安定になった蛋白質は当然その機能を多少損なうことになる．たとえば，両親媒性の界面活性剤は多くの蛋白質の機能を阻害する[16]．界面活性剤の蛋白質機能阻害は，蛋白質がある基質を結合するための領域とは別の領域に非特異的に結合することにより，蛋白質の立体構造を変化させて基質と結合しにくくなる非競合性阻害であることが知られている．別の例を挙げると，血漿タンパク質のアルブミンのワーファリンに対する結合能は，両親媒性化学物質であるクロロフェノキシイソ酪酸の存在により少し損なわれる．クロロフェノキシイソ酪酸によるアルブミンの阻害様式も非競合性阻害である．同様に，両親媒性化学物質である遊離脂肪酸もクロ

ロフェノキシイソ酪酸のようにアルブミンの基質結合能を阻害することが知られているが，遊離脂肪酸はその両親媒性の性質によりそのほかにもさまざまな部位の多種多様な酵素を阻害する[17]．また，脂溶性化学物質であるベンゾジアゼピンも本来の作用標的（$GABA_A$ 受容体）でない蛋白質に対して非競合性阻害作用を持つ[18] ことが知られており，脂溶性化学物質や両親媒性化学物質は蛋白質の本来の作用部位でないところに非特異的結合しやすいと考えられる．このように，脂溶性化学物質とその代謝産物は幅広い種類の蛋白質機能の阻害原因となる可能性がある．

　d．血液脳関門・血液胎盤関門を突破する．

　脳や胎児には，毒物が容易に移行しないための関門があるが，その実体は細胞膜どうしを緻密に結合するタイトジャンクションであり，狭小な細胞間隙を自由に毒物が透過できない仕組みになっている．しかし，脂溶性化学物質は細胞膜の中を自由に通過できるので，いくら細胞膜どうしを緻密に結合しても簡単に透過してしまう．現在，日本で流通している日用品や食品に含まれる添加物や農薬の中にも，血液脳関門や血液胎盤関門を容易に突破するものが少なからず存在する．そのため，農薬による発達障害児の増加[19] などの影響が生じる．当然ながら，それらの添加物や農薬などの胎児への安全性は証明する（実証する）ことは不可能であり，ポッパーの反証主義に従えば，実際に市場に流通させてみてから「安全でない」という命題を人体実験により反証していくしかないのである．つまり，化学物質の安全性はもっぱら「時間のふるい」で評価されるべきものであり，近年使用されるようになった多くの添加物や農薬などの安全性はまだほとんど担保されていないといえる．これらの添加物や農薬などの中には，最近増加している不育症や発達障害などの胎児異常の原因となるものも含まれるだろう．添加物や農薬に注意を払わないでいると，妊娠中に薬を飲み続けているのと同様のリスクにさらされることになる．

Ⅱ．気体である，あるいは常温で飽和蒸気圧が高い．

　気体の化学物質は，生体内を移動するために特別の輸送システムを必要としない．酸素も動脈内では大部分がヘモグロビンに結合して移動するが，ヘモグロビンから末梢組織の細胞へは単純な拡散で移動する．二酸化炭素も末梢組織から静脈へは拡散により移動し，肺までの移動は大部分が重炭酸イオンやヘモグロビン結合体として静脈内にとどまるものの，肺動脈から肺胞へはやはり気体として拡散する．狭心症患者が服用するニトロ化合物も，血管内で亜酸化窒素の気体分子を発生させ，それは動脈平滑筋細胞内に拡散で移動する．気体の化学物質は，細胞膜内に自由に出入りできる脂溶性化学物質よりさらに自由にそして迅速に拡散し，細胞内，核蛋白質内の蛋白質に非特異的結合して細胞内シグナル伝達や遺伝子の働きを阻害する可能性がある．

Ⅲ．反応性の高い官能基を持っている．

　ホルムアルデヒドやトリクロロエチレンのように最初から反応性の高い官能基を持っている化学物質は特に避けるべきであるが，それ以外にも，外来性の化学物質の帯びる一般的な性質として，肝臓での代謝によって反応性の高い官能基を付加される（代謝活性化する）ことがあることに注意が必要である．代謝活性化する化学物質には，アセトアミノフェンやベンゾピレン，ジクロロアルカンなどのように，個々の体質的な代謝経路特性によらず常にフリーラジカルや遺伝子変異原となるものと，大部分のヒトの体内では代謝活性化しないが，化学物質と個々のヒトの代謝経路特性の組み合わせによって例外的に化学的に反応性の高い官能基を持つようになるものがある．前者のように，ほぼすべてのヒトで共通して代謝活性化体が作られる化学物質はその有害性が計測されやすい．一方で，ある種の化学物質に対して大多数のヒトとは異なって代謝活性化するような特異体質を有するヒトは個体数が少なく，よほど大きな有害事象を生じない限り研究の対象になりにくい．この特異体質性薬物毒性を示す化学物質はアクリルアミドやハロセンやトログリ

タゾンのようにすでに知られているものだけであると考えるのは早計に過ぎるだろう．これらのよく知られた化学物質に特異体質性薬物毒性を示さない代謝経路特性を持つヒトであっても，環境汚染の原因となっている億単位の化学物質のすべてを代謝活性化しないとは限らない．特異体質性薬物毒性を呈するヒトは数万人に1人といわれている[20]が，これまでに述べた疫学と分析化学の限界的特徴により，測定しやすいごく一握りの化学物質についてだけが検査されていると考えられ，億単位の環境中の化学物質とさまざまな代謝特性を持つヒトの個体の組み合わせ（天文学的な場合の数となる）を網羅することは実質的に不可能である．もともと反応性の高い官能基を持つ化学物質や代謝活性化した化学物質は，蛋白質との共有結合体（蛋白質アダクト）が生成されることが知られている．蛋白質アダクトによる細胞ストレスは通常科学の疫学や分析化学で検出できない[8]ため，その有害性を示す疫学・分析化学の論文が乏しいとしても，蛋白質アダクトはさまざまな形をとってすべてのヒトの体内に多少なりとも存在していると考えるのが自然である．一般に化学的に反応性の高い官能基を有する化学物質は，蛋白質と共有結合してしまうと半永久的にその蛋白質を阻害し続ける．化学物質の蛋白質の阻害作用は結合している時間の長さ，つまり結合定数の大きさに影響されるが，蛋白質と共有結合する性質の化学物質は常にその蛋白質の働きを阻害しつづける．伝統的に摂取されている食物の中にも多く含まれるアクリルアミドなどの化学物質による蛋白質アダクトも有害であることが知られているが，ハロセンやトリグリダゾンなどの非天然化学物質による蛋白質アダクトは，その構造変化が「想定外」のものとなり，ヒトのこれまでの長い進化の歴史での経験が役に立たず，自己由来蛋白質に対する免疫応答が始まって[21]さまざまな病気発症の原因となる．この結果，免疫細胞が正しい認識をできなかったり，癌関連遺伝子の修復ができなかったりすることが考えられる．

　ある化学物質が体内の蛋白質と非特異的結合するかあるいは特異的結合するかは，化学物質の使用者や作成者の意図とは無関係に，個々の蛋白質と化学物質の組み合わせとそれらの周辺の環境によってアプリオリに決まる．た

とえば，血清コレステロール低下薬として頻用されているスタチン化合物はHMG-CoA 還元酵素阻害薬として設計され，その意図で使用されるが，この薬剤が全身の臓器に有害事象を生じうることを考慮すると，作用標的となる蛋白質は肝臓のHMG-CoA 還元酵素だけではないことが予測される．一方で，化学物質の側から蛋白質の側に目を転じてみても，作用標的となる基質たる化学物質は特異的に結合する物質1つだけではない．たとえば，薬物乱用の迅速診断キットで利用されている抗体は多種の化学物質と交差反応することが知られている[22]し，DNA 結合蛋白質も特異的標的DNA 以外のDNA にも普段から非特異的に結合している[23]．このように，ごく限定的な化学物質に対して特異的結合するとされる1つの蛋白質が多数の化学物質と予期せぬ非特異的結合を作ることはまれではないと考えられる．

　かつての論文[1]で述べたように，ヒトは四六時中常に病気を発症するリスクに晒され続けており，それを抑制し続けている病気発症抑制機構のほとんどは蛋白質の機能の組み合わせである．このため，本来の目標蛋白質以外の多数の蛋白質の機能をも阻害することが予測される化学物質は，病気発症抑制機構を阻害して有害事象のリスクとなると考えられる．本来の目標以外の蛋白質への作用により生じる有害事象については，医薬品についてはその検出を目的とした臨床研究が行われてから市販されるが，その他の圧倒的多数の化学物質は安全性（有害事象の有無）の吟味が十分に行われてから販売されることはほとんどない．その理由はこれまで述べたとおり，安全性を疫学や分析化学によって証明するのは不可能であり，先んじて実際に商業的に利用し始めてみて有害事象の有無を確認する人体実験によって「安全でない」という命題を反証していくことしかできないからである．

　日常で使用される化学物質は目的の作用だけを持つのではない．全体的に少しずつ蛋白質の機能を阻害するが，目的のものをとくに強く阻害するというだけの話である．薬剤の使用は必要最低限にしないといけないことは医師ならば誰でも知っていることだが，人体にもともと益のない食品添加物や農薬や消臭剤や香料などの化学物質についてはなおさらである．

以上より，避けるべき化学物質については，脂溶性の高いもの（たとえば油脂や洗剤や浮遊粒子状物質に含まれているもの），気体や揮発性のもの（たとえば香料や有機溶媒など匂いのあるものや消臭剤や殺虫剤など揮発しやすい噴霧剤），反応性の高い感応基をもつもの，を特に注意して摂取しないように心がける必要がある．私たちの身の回りで日常的に使用されている化学物質は，これらの条件を1つ以上満たすものがほとんどであろう．繰り返しになるが，化学物質の使用と拡散は必要最低限でなければならない．もちろん，体内への化学物質の蓄積により過敏反応を呈するようになれば，これらの条件を満たさないものであっても有害反応は起こりうる．また，たとえ1つも条件を満たさないものであっても，食品や調理器具，寝具，住居，水，空気のように日常的に摂取・使用しなければならないものに含まれる化学物質（残留農薬や食品添加物，フッ素樹脂，合成繊維内の揮発性添加物，シックハウスの原因となる建材添加物，散布剤など）については，それらが定常的に体内で一定濃度を保つことになり，脂溶性化学物質の難排泄性と類似した有害性を生じうるので特に注意が必要である．

1.4 避けるべき電磁波の性質

ここまで，避けるべき化学物質の特性について述べてきたが，電磁波についても同様の考え方ができる．すなわち，人体への影響が持続的であり，細胞膜や細胞内や細胞核内に浸透しやすく，人体へ与えるエネルギーの大きさが無視できないような電磁波曝露を避けるべきである．残念ながら，現在頻用されている電磁波は人体への浸透性と与えるエネルギーが小さくないものが多い．そして，電磁波の影響は電磁波曝露から逃れると速やかに減弱すると考えられるが，不運なことに電磁波が環境中に蔓延している現状では，かなり気をつけていないと四六時中電磁波の影響を受け続けてしまう．電磁波が化学物質と同様の蛋白質の機能阻害の原因となりうることはかつての論文[1]ですでに述べた．電磁波の有害な影響を最小限にするためには，放射線

防護三原則が有用であろう．三原則とは，距離・時間・遮蔽である．電磁波のエネルギーは距離の 2 乗に反比例するので，電磁波の発生源から距離をとればそれだけ有害な影響を小さくできる．電磁波の与えるエネルギーは曝露した時間に比例するので，電磁波を発生するものの使用をできるだけ短時間にする必要がある．遮蔽に関しては，放射線に対しては厚い鉛の板が必要だが，電磁波の場合は金属の網や遮蔽フィルムで十分なことも多い．携帯電話やパソコンなど，日常生活にどうしても必要なものを使用するときは，電磁波強度の小さいもの，吸収される性質の小さいものを選び，使用時間を必要最低限にするのが望ましいと考えられる．

1.5 環境問題は複雑系であり不可知である

　地球環境問題は複雑系システムであるため，すべてを知ることはできないことはすでに述べた．そのほか，複雑系はその基本的性質として「構成要素の機能の和を超える機能を創発する」ため，おのおのの測定結果がヒトの体全体あるいはヒトの集団全体に及ぼす影響についても不可知であることも忘れてはならない．知ることができない対象が人間の安全保障に大きな影響を及ぼす可能性があるのなら，そこには十分すぎるほどの想像的思考力が必要となるだろう．

　ヒトの集団を巨視的に見ているはずの疫学調査も，ともすれば還元主義（複雑で多様な事象を基本的な要素に還元して説明しようとする立場）的科学に陥りがちであり，単離された物質ばかりを調査対象としていると，その他の含有物質の疾病への影響の総和を捨て去ってしまい，とても混乱した結果を招くとの批判がある[24]．1 つの化学物質・蛋白質分子や 1 つの反応経路にばかり着目していると全体像を見失う．疫学ですらこのような批判があるが，もともと 1 つ 1 つの物質についての検査を目的とする分析化学的調査はなおさらである．人間の安全保障に大きな影響を及ぼすため，予防原則の適用が前提であるはずの環境政策を考える上では，疫学や分析化学のような巨

視的なれど還元主義的な視点だけでなく，以前の論文[1]と今回の論文で記したようにヒトの恒常性を保つ機能を微視的なれど現象主義（ものごとの本体は認識できないと考え，知覚された現象のみで満足する立場）的に評価する視点も必要である．

文　献

1) 増茂正泰：化学物質・電磁波と疾病．ヒューマン・セキュリティ（松田ひとみ他編），医学評論社，pp. 158-175, 2013.
2) Batmunkh T, et al: Time-resolved measurements of PM2.5 carbonaceous aerosols at Gosan, Korea. *J Air Waste Manag Assoc*, **61**(11), 1174-82, 2011.
3) 田中宏明他：水環境の医薬品類汚染とその削減技術の開発．環境技術，**37**(12), 834-839, 2009.
4) Diaz R, Ibanez M, Sancho JV, Hernandez F. Building an empirical mass spectra library for screening of organic pollutants by ultra-high-pressure liquid chromatography/hybrid quadrupole time-of-flight mass spectrometry. *Rapid Commun Mass Spectrom*, **25**(2), 355-69, 2011.
5) Macias-Zamora J. Distribution of hydrocarbons in recent marine sediments off the coast of Baja California. *Environ Pollut*, **92**(1), 45-53. 1996.
6) Booth AM, Scarlett AG, Lewis CA, Belt ST, Rowland SJ. Unresolved complex mixtures (UCMs) of aromatic hydrocarbons: branched alkyl indanes and branched alkyl tetralins are present in UCMs and accumulated by and toxic to, the mussel Mytilus edulis. *Environ Sci Technol*, **42**(21), 8122-6, 2008.
   Donkin P, Smith EL, Rowland SJ. Toxic effects of unresolved complex mixtures of aromatic hydrocarbons accumulated by mussels, Mytilus edulis, from contaminated field sites. *Environ Sci Technol*, **37**(21), 4825-30, 2003.
7) 日本分析化学会：環境分析ガイドブック，丸善，p. 36, 2011.
8) Park, et al: Drug bioactivation and protein adduct formation in the pathogenesis of drug-induced toxicity. *Chem Biol Interact*, **192**(1-2), 30-6, 2011.
9) 大塚貢他：給食で死ぬ!!—いじめ・非行・暴力が給食を変えたらなくなり，優秀校になった長野・真田町の奇跡!!．コスモ21, 2012.
10) 国立がん研究センターがん対策情報センター．人口動態統計（厚生労働省大臣官房統計情報部）．
11) 黒木登志夫：がん遺伝子の発見—がん解明の同時代史．中公新書，p. 157, 1996.
12) 三浦敏明他：薬物代謝活性化と肝障害．医学のあゆみ，**136**, 1097-1162, 1986.
13) 豊田章宏：勤労者世代における脳卒中の実態：全国労災病院患者統計から．日本職業・災害医学会誌，**58**(2), 89-93, 2010.
14) 大西哲也：疎水性コアを欠く蛋白質—構造と安定性．蛋白質核酸酵素，**45**(15), 2502-2510, 2000.
15) Isogai, et al: Identification of amino acids involved in protein structural uniqueness:

implication for de novo protein design. *Protein Eng*, **15**(7), 555–60, 2002.
16) incenzini, et al: Detergents as selective inhibitors and inactivators of enzymes. *Physiol Chem Phys Med NMR*, **17**(3), 279–95, 1985.
17) Pande SV, et al: Inhibition of enzyme activities by free fatty acids. *J Biol Chem*, **243**(23), 6180–5, 1968. Mizushina, et al: Fatty acids selectively inhibit eukaryotic DNA polymerase activities in vitro. *Biochim Biophys Acta*, **1308**(3), 256–62, 1996.
18) Tian, et al: Linear non-competitive inhibition of solubilized human gamma-secretase by pepstatin A methylester, L685458, sulfonamides, and benzodiazepines. *J Biol Chem*, **277**(35), 31499–505, 2002.
19) 黒田洋一郎・木村‐黒田純子：自閉症・ADHDなど発達障害増加の原因としての環境化学物質——有機リン系，ネオニコチノイド系農薬の危険性（上），科学，**83**(6)，694–708，2013．
20) Jaeschke H: Troglitazone hepatotoxicity: are we getting closer to understanding idiosyncratic liver injury? *Toxicol Sci*, **97**(1), 1–3, 2007.
21) 池田敏彦：肝機能障害．日本薬理学雑誌，**127**(6)，454–459，2006．
22) Phillips, et al: Signify ER Drug Screen Test evaluation: comparison to Triage Drug of Abuse Panel plus tricyclic antidepressants. *Clin Chim Acta*, **328**(1–2), 31–8, 2003.
23) 杵渕隆他：DNA上におけるタンパク質のスライディング．科学と生物，**36**(5)，278–280，1998．
24) Cambell, et al: The China Study: Starting Implications for Diet, Weight Loss, and Long-term Health, BenBella Books: Dallas, TX, p. 286, 2004.

2. 酸化還元の医学

増茂正泰

　最近どうも体調がすっきりしない．もう年かな？　でも，昔みたいに「健康だけが取り柄です」といえる人がだいぶ減っていて，周りの人たちも何かしらの体調不良を抱えているような気もする．そう感じているあなたは，ひょっとしたら，酸化ストレス病の世界に一歩足を踏み入れているかもしれない．

　酸化ストレスは多くの病気に関与していることが近年の研究で明らかになってきており，これまであまり関連のない病態として扱われてきた次のような疾病が，その発症と進展の原因を酸化ストレスというキーワードである程度ひとくくりに説明できるようになってきた：すなわち，認知症やパーキンソン病などの神経変性疾患，白内障や網膜色素変性症などの眼疾患，閉塞性肺疾患や間質性肺炎などの呼吸器疾患，動脈硬化や心不全などの循環器疾患，ピロリ菌感染症や小腸・大腸の炎症性疾患，非アルコール性脂肪肝炎，慢性腎臓病，糖尿病，子宮内膜症などの婦人科疾患，特発性大腿骨頭壊死症，自己免疫疾患などの諸疾患である[1]．酸化ストレスを制する者は，病気を制する，とでもいえそうな状況である．

　還元力の強い水や抗酸化サプリメントなどが数多く市場に出回っている昨今の世の中では，酸化ストレス，あるいは活性酸素といった言葉も，悪玉を意味する用語として人口に膾炙しつつある．ただ，酸化ストレスや活性酸素がヒトの体内に存在することの意味を，正確に理解している人は少ない．Seyle はストレスを「ストレッサーに反応する生体内の状態」と定義した[2]が，近年の生体のストレス研究の蓄積により，外的内的刺激のストレッサー

が生体に与えるストレスは，酸化ストレスのシグナルとして細胞内外で表現され，伝えられていくことがわかってきた．ここで注意しなければならないのは，酸化ストレスが必ずしも生体に害を与えるわけではなく，適切な水準の酸化ストレスは生体機能の維持に必要不可欠であることである．つまり，酸化ストレスや活性酸素は，すなわち悪玉なり，ではない．

これを理解するためには，酸化還元反応や反応性の高い活性酸素などの生体内での働きについて知る必要がある．この章では，導入として，専門家でない一般の読者向けにまずその説明を試み，次いでそれらを踏まえた上で，病気予防のために抗酸化対策をとる上での注意点を考えてみる．本章あるいは本書を読み終えるころには，最近どうもすっきりしない体調の秘密も，ひょっとしたら少し見えてくるかもしれない．

2.1 酸化と還元

高校化学で学んだ記憶のある人も多いと思うが，酸化とは，原子や分子から電子が奪われることである．しかし，化学に親しみのない人には，電子を奪うといわれても，イメージしにくいかもしれない．そこで，水素の酸化反応を例にとって説明してみる．その際，原子間の電子のやり取りを説明するには，やや堅苦しい話になるが，電子を2つずつ収めることのできる分子軌道の概念をどうしても避けて通ることができない．

水素分子，酸素分子の中では，水素原子どうし，酸素原子どうしが電子を分子軌道内で共有し合っていることはよく知られている．化学反応とは，本質的には原子間の電子の共有相手が変わることにより，新たな原子間での結合が生じることであるが，常温で水素分子と酸素分子を混合しただけでは化学反応は起こらない．ここに電気や熱などにより水素分子と酸素分子にエネルギーを与えて分子軌道内の電子が化学反応しやすい遷移状態となると，水素原子どうしあるいは酸素原子どうしの電子共有が解消され，酸素原子と水素原子との間に新たな電子共有が発生して水分子となる（図2.1）．

水素分子

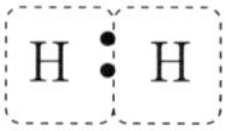

水素原子は結合のために1つずつ電子を供出し，水素分子となってもそれぞれの水素原子の共有電子の持ち分は1つ分である．電子の損得はないので，酸化数0である．

酸素分子

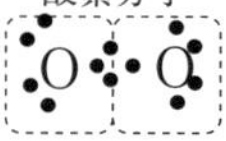

酸素原子は結合のために2つずつ電子を供出し，酸素分子となってもそれぞれの酸素原子の共有電子の持ち分は2つ分である．電子の損得はないので，酸化数0である．

水分子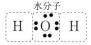

水素原子と酸素原子は1つの結合をつくるために1つずつ電子を供出するが，その電子は2つとも酸素原子に独占される．この場合，水素原子は電子を1つ損するので酸化数+1であり，酸素原子は電子を2つ得するので酸化数−2である．

図 2.1

　この反応における電子の損得勘定を考えてみよう．もとの水素分子では，共有電子対の電子をそれぞれの水素原子が1つずつ親和している．もともと1つずつ電子を供出していたので，電子の損得はない．この状態の水素原子を酸化数0であるという．同様に酸素分子内の酸素原子の酸化数も0である．これに対し，水分子では水素原子と酸素原子の結合となるが，この関係の共有電子対では，電子はほとんど2つとも酸素原子の方に独り占めされている．なぜなら，水素元素の電気陰性度は比較的小さく電子を奪われやすい一方，酸素元素の電気陰性度は全元素中2番目に大きく，電子と親和しやすいからである．この結果，水分子中の水素原子は供出した電子を1つ損して，奪われたことになる．この状態の水素原子を酸化数+1であるという．逆に酸素原子は2つの水素原子から電子を1つずつ奪ったことになる．この状態の酸素原子を酸化数−2という．化学反応により新たな物質が生成する際に，酸化数が増えたものは「酸化された」といい，酸化数が減ったものを「還元された」という．いろいろと例外もあるが，1つの酸素原子と結合した原子は電子を2つ奪われて酸化数が2加算され（ただしこの反応のように酸素原子が2つの原子と結合するときには，酸化数の増加が両方に配分され

るので1加算となる),1つの水素原子と結合した原子は電子を1つ奪って酸化数が1減算される.つまり,かなり大雑把な捉え方をすると,酸化とは物質が酸素原子と新たに結合すること,あるいは水素原子との結合が新たに失われることである.

ちなみに,酸化のこの定義は,酸の定義のうちルイス酸の定義「原子や分子の電子対を他の原子と共有すること」とときどき混同されるが,前者では電子のやり取りにより新たな原子どうしの結合ができる(新規の化学物質を生じる)のに対し,後者では単に一方の電子対を他方と共有しているだけで結合するわけではないことが異なる.また,酸化ストレスに対抗するため摂取する抗酸化物質含有食品と,体内環境を酸性化しないために摂取するアルカリ性食品も,品目が共通する部分があるためにときどき混同されるが,上記のように酸化と酸の定義は異なるため,同一ではない.

2.2 活性酸素とフリーラジカル

活性酸素は酸素化合物の中で反応性が著しく亢進したものをいい,フリーラジカルとは分子の最外殻の軌道に不対電子の軌道が存在するものである.不対電子は不安定であり,分子の反応性を高める.

安定な酸素は,正式には三重項酸素 $^3O_2$ という.三重項酸素は,分子内のすべての軌道のエネルギーの低いほうから順に電子が満たされている状態(基底状態)であるため,安定である.ただ,最外殻軌道に不対電子があるため,フリーラジカルの一種である.反応性の低いフリーラジカルは,他にもアスコルビン酸(ビタミンC)ラジカルなどが知られている.三重項酸素が熱,光,電磁波,放射線などからエネルギーを得たり,他の分子から電子などを与えられたり奪われたりすると,分子軌道内の電子の配置が不安定になり,反応性の高いフリーラジカルや活性酸素に変化する.酸素原子の関与する活性酸素とフリーラジカルの例を図2.2に示す.

活性酸素やフリーラジカルが生体を害することが少なくない理由は,反応

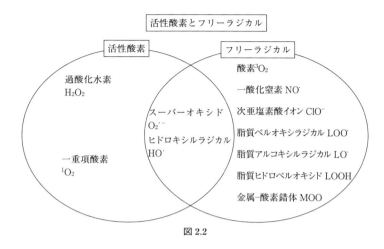

図 2.2

性が極めて高く近隣の安定な分子と常温でも簡単に（無秩序に）化学反応を起こして有害な物質を生成しうることと，その化学反応により新たにフリーラジカルなどの反応性の高い物質を生成できるために，連鎖的に酸化反応が進んでしまいがちであることである．

たとえば，何らかの原因で細胞質内の酸素分子 $^3O_2$ が活性酸素であるスーパーオキシド $O_2^{\cdot-}$ となると，それは鉄イオンなどの存在下で反応性の強いヒドロキシルラジカル $HO^{\cdot}$ となる（図 2.3）．$HO^{\cdot}$ は，細胞膜やミトコンドリアなどの膜を形成する脂質 L と反応して脂質ラジカル $L^{\cdot}$ となる．$L^{\cdot}$ は酸素と反応して脂質ペルオキシラジカル $LOO^{\cdot}$ となり，$LOO^{\cdot}$ が他の脂質 L と反応して脂質ヒドロペルオキシド LOOH と $L^{\cdot}$ となり，再生産された $L^{\cdot}$ によって同様の酸化反応が連鎖していく．また，LOOH はフリーラジカルではないが，鉄などの存在下で容易に反応性の高い $LOO^{\cdot}$ や $LO^{\cdot}$ に変換され，さらに酸化反応は増幅していく．この反応で生じる多種多様な脂質酸化物は，有毒である上に，蛋白質と作用して機能低下させたり，異常免疫反応を開始させたり，あるいは DNA を傷害したりして病気や老化の原因となる[3]．

このような活性酸素やフリーラジカルの連鎖反応により，生体内に有害物質が生じることが，酸化ストレスの本質である．そして，このような連鎖反

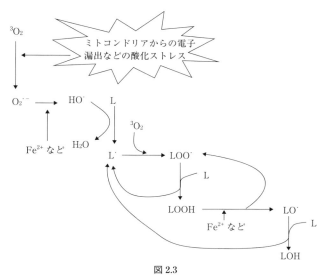

図 2.3
このように反応は連鎖し，増幅していく．中間生成物のラジカル（L・や LOO・など）やペルオキシド（LOOH）は蛋白質や DNA を酸化して傷害する．また，ペルオキシドからは反応性の高い多様なアルデヒド類が生成されて，他の分子を酸化する．

応を止めるためのグルタチオンペルオキシダーゼ GPx などの働きを抗酸化機構といい，抗酸化機構を誘導したり補助したりするレスベラトロールやビタミン E などの物質を抗酸化物質という．抗酸化機構は，酸化ストレスによる病原物質の産生を抑制するためだけにある，と最近まで考えられてきた．しかし，適度な酸化ストレスが細胞内外のシグナル伝達手段として，あるいは甲状腺ホルモンなどの重要物質の合成手段として有効に利用されていることが徐々に明らかになるにつれて，抗酸化機構の機能はそれほど単純ではないことがわかってきた．

2.3 抗酸化機構

　抗酸化機構とはどんなものか，例として，前節で触れた脂質酸化の連鎖反

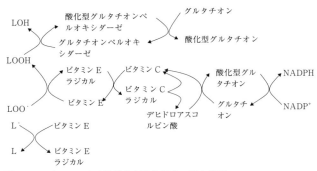

図 2.4 ラジカルによる連鎖的な酸化反応の停止機構
NADPH は糖やエタノールの代謝などによって再生される．

応を止めるための抗酸化機構と抗酸化物質の働きと，その功罪を次に示す．

　脂質酸化を防止するのに有用な抗酸化物質としてよく知られているのはビタミン E である．前述のように，ビタミン E は脂質ペルオキシラジカル LOO·（や脂質ラジカル L·）と反応して，ビタミン E ラジカルと脂質ペルオキシド LOOH（や脂質 L）となる．ビタミン E ラジカルはビタミン C と反応して，ビタミン E が再生され，反応性の低い安全なビタミン C ラジカルを生じる（図 2.4）．

　ビタミン E を欠乏させた動物では，学習や認知などの脳機能が老齢個体並みに低下することが報告されてれており[4]，脂質を主要成分とする脳神経系はビタミン E の抗酸化作用によって保護されていることがわかる．ただ，ビタミン E の投与によってかえって発癌が増加する[5] ことも知られている．この有害な作用は，ビタミン E が過剰に存在すると，比較的反応性の高いビタミン E ラジカルが消去されにくくなり，脂質 L と反応して脂質ラジカル L·を産生してしまい，むしろ酸化ストレスに加担するような作用をしてしまう[6] ことが原因のひとつにあるかもしれない．

　そのほか，脂質酸化防止に役立つ抗酸化酵素には，たとえば，グルタチオンペルオキシダーゼ GPx がある．GPx は LOOH と反応して，有害性の低いアルコール体 LOH に変換する．その際，GPx は一時的に酸化されるが，グ

ルタチオンにより還元されて再生される（図 2.4）.

GPx は，このほかにも活性酸素の一種である過酸化水素 H_2O_2 を水に還元して酸化ストレスを抑制する働きも知られている．GPx が機能しない動物を遺伝子工学的に作成すると，受精卵の早期の段階で致死となる[7]ことや，ヒトの重症乏精子症の約 30％に GPx の機能不全が認められる[8]ことなどから，抗酸化機構の一部として酸化ストレスの有害作用から生体を守る重要な機能を発揮していることがわかるが，この抗酸化機構が強く働きすぎると，かえって病気を悪化させる原因にもなりうる．たとえば，GPx を過剰発現させた動物では，高血糖やインスリン抵抗性増加という悪影響が認められた[9]．これは，インスリン受容体を介する情報伝達には H_2O_2 が利用されており[10]，GPx の抗酸化機構が過剰になると，この有用な酸化ストレスシグナルを阻害することになり，インスリン抵抗性が生じると考えられる．

2.4 有用な酸化ストレス

有用な酸化ストレスの例を他にも挙げてみる．酸化ストレスの有用な働き（レドックス制御）とは，古典的には NF-κB などのセンサー蛋白質の酸化・還元を介して遺伝子転写・発現を調節することと解釈されていたが，現在では多種多様の働きが知られるようになっている．

ヒトをはじめとする動植物の体内には，わざわざ活性酸素を作り出すための酵素（NADPH オキシダーゼ Nox，Dual オキシダーゼ Duox，一酸化窒素合成酵素 NOS など）がある．これらの役割は明らかにされていないものが多いが，たとえば Nox は体内に侵入した細菌を殺すために非常に重要であるし，Duox は甲状腺ホルモンを作るのに必須である．

NOS で合成される活性酸素の一種である一酸化窒素 NO・は，血管を弛緩する善玉因子として知られる．また，NO・の酸化ストレスによって生じる酸化物 8-ニトロ cGMP は，強い炎症時に NO・によって血管が過剰に弛緩するのを防ぐ[11]．そして，低水準の過酸化水素 H_2O_2 は NO・がカバーしないよう

な微小血管の弛緩に関与する善玉因子である[12]．ただし，H_2O_2 などの活性酸素の活動が過剰であると逆に血管を傷める悪玉因子となることから，適切な水準の酸化ストレスが重要であることがわかる．

古典的に知られていた NF-κB については，NF-κB に会合している蛋白質が活性酸素やフリーラジカルに酸化されることをきっかけとして活性化して，解毒や抗酸化に関わる蛋白質を増産することが知られている．これは，細胞が酸化ストレスから身を守るためのスイッチを入れる機能と考えることができる．適度な強度の運動をする習慣があると，抗酸化機構の機能が上昇し，活性酸素の発生自体も減少して，病気の予防につながるが，これは NF-κB などの酸化ストレス検知分子の働きによるものである[13]．

元来，活性酸素やフリーラジカルは，無秩序な酸化反応を起こしやすいために，秩序だった生体機能を乱し，有害に作用すると考えられてきた．生体がこれらを有用に利用するためには，酸化反応をある程度秩序立たせる必要がある．この転換は，物質の酸化還元電位に着目することで達成されていると考えられる．

2.5 酸化還元電位とその生体内での利用

酸化ストレスを医学的に論じた論文や成書では，酸化還元電位については，大抵その定義を曖昧にしたままで，ただ数値を ＋○○V，－○○V……と羅列していくものが多い．それでも酸化ストレスやレドックス制御の大枠を理解する上では支障はない．しかし，現在の日常世界に氾濫している酸化還元電位を表す数値を見て，その意味するところが直感的に伝わってこなくて困惑している人もたくさんいるだろう．たとえば，「過酸化水素の標準酸化還元電位は 1.776 V である」といわれて，ただ漠然と「電位が高いから酸化力が強いんだな」ということはわかっても，それ以上の意味を読み取れる人はとても少ないと思われる．また，フリーラジカルを消去するためには，酸化還元電位の低い（還元力の強い）抗酸化物質が適していると勘違い

している人も珍しくない．昨今の酸化還元電位をめぐる状況は混乱を極めているようであるので，本章では敢えて少し踏み込んで，物理学や物性化学を専門としない一般読者向けの噛み砕いた表現で，解説を試みる．

まず，酸化還元電位の数値の表記がこれほどまでに混乱している原因をいくつか挙げてみる．

① 最も基本的な標準酸化還元電位 E_0 を示す反応式が半反応式であること

例として，過酸化水素の標準酸化還元電位を表した半反応式を記す．

$$H_2O_2 + 2H^+ + 2e^- \rightleftarrows 2H_2O：$$
$$E_0 = +1.776 \text{ V(vs.SHE)}$$

この半反応式は通常の条件では安定に存在し得ない電子 e^- を含むため，完全な化学反応式ではなく，他の半反応式と組み合わせて加算減算して，特定の反応の酸化還元電位 $\varDelta E$ を求める．E_0 も $\varDelta E$ も略して酸化還元電位と呼ぶこともあるので，混同されやすい．

② 標準水素電極以外の基準電極が，日常場面で電位の測定に頻用されている

標準酸化還元電位は基準電極との電位差の相対値であるので，その表記に際しては，何を基準電極に用いたかを表記しないと本来であれば意味をなさないはずである．半反応式に付記した標準酸化還元電位が標準水素電極という電極で測定したものであれば，電位の数値のあとに（vs.SHE）と表記される．これに対して，日常の測定場面で頻用される銀–塩化銀電極を基準電極に用いた場合には（vs.Ag/AgCl）と表記される．銀–塩化銀電極を用いた計測では，標準水素電極を用いた場合よりも 0.199 V 低い計測値となる．その他にもカロメル電極やパラジウム・水素電極など，それぞれ標準水素電極との電位差が異なる基準電極が用いられることもあるにもかかわらず，その用いた基準電極を明示していない電位値表記が少なくないため，数値の意味がぼやけてしまう．なお，本章では，日常で最も頻用される銀–塩化銀電極の電位値表記に統一することにする．すると，過酸化水素の標準酸化還元電

位は以下のとおりとなる．

$$H_2O_2 + 2H^+ + 2e^- \rightleftarrows 2H_2O：$$
$$E_0 = +1.577 \text{ V(vs.Ag/AgCl)}$$

③ 標準酸化還元電位と中間酸化還元電位が混同されがちである

標準酸化還元電位 E_0 は pH 0 という極めて強い酸性の条件下の計測値を表す．これに対して，日常的・生理的条件に近い pH 7 の条件に換算したものを中間酸化還元電位 E_0' という．E_0' は E_0 より 0.42 V 低くなる．困ったことに，E_0' も E_0 と同様に，略して酸化還元電位ということがあるのでさらに混乱は深まる．なお，本章では，生理的条件に近い中間酸化還元電位の表記に統一することにする．すると，過酸化水素の酸化還元電位は以下のとおりとなる．

$$H_2O_2 + 2H^+ + 2e^- \rightleftarrows 2H_2O：$$
$$E_0' = +1.157 \text{ V(vs.Ag/AgCl)}$$

④ 電位値の正負の符号が逆の場合がある

①〜③で記した半反応式は，左に酸化体（H_2O_2），右に還元体（H_2O）を記している．この表記はヨーロッパ式といわれ，IUPAC（国際純正および応用化学連合）で採用している規約に則っている．これに対して，還元体と酸化体とを入れ替えて書くアメリカ式[14]では電位の符号は逆になる．符号が逆では，酸化と還元の意味が正反対になってしまう．さらに，符号を省略して絶対値だけ表記してある電位値も少なくなく，判断に苦慮することになる．過酸化水素の酸化還元電位をアメリカ式に表記すると以下のとおりとなる．

$$2H_2O \rightleftarrows H_2O_2 + 2H^+ + 2e^-：$$
$$E_0' = -1.157 \text{ V(vs.Ag/AgCl)}$$

なお，本章ではヨーロッパ式（③の式）の表記に統一することにする．

⑤ 測定者によって測定値が微妙に異なる

酸化還元電位に大きな影響を与えるのは，分子内の電子が 2 つまで入る軌道のうち最も外側のもの（HOMO と LUMO）であるといわれているが，酸

化還元電位はHOMOとLUMOのエネルギー準位の値から計算されて決定されるのではなく，実験で測定されて決定される．そのため，実験環境や測定者の違いによって微妙に数値が変わってきて，1つの半反応式に対して複数の電位値が存在することになり，混迷が深刻化する．

⑥　標準でない状態の酸化還元電位がある

①から⑤まで述べてきたように，E_0とE_0'は酸化還元電位と略称されることもあるが，正式にはそれぞれ標準酸化還元電位と中間酸化還元電位という．これらは，物質の酸化体と還元体の存在比が等しいときのその混合物の電位のことである．それに対して，酸化還元電位Eとは正式にはこれらの酸化体・還元体の濃度が任意であるときの電位であり，以下の式で求められる．

$E = E_0$（あるいはE_0'）$+ RT \times \ln([\mathrm{ox}]/[\mathrm{red}])/nF$　（ネルンストの式）

（R：気体定数，T：絶対温度，[ox]：酸化体の濃度，[red]：還元体の濃度，n：反応で移動する電子数，F：ファラデー定数）

たとえば，後述するようにアスコルビン酸（ビタミンC）の標準酸化還元電位は$E_0' = +0.141\,\mathrm{V}$(vs.Ag/AgCl)であるが，これは理論的には，水溶液中に酸化体であるデヒドロアスコルビン酸と還元体であるアスコルビン酸の濃度が等しく存在するときの電位である．実測値[15]を参照してみると，アスコルビン酸の水溶液の酸化還元電位の実測値は$E_0' = +0.2 \sim +0.3\,\mathrm{V}$(vs.Ag/AgCl) 程度である．水溶液を作る際の酸素などの混入や，測定誤差などもあり，酸化還元電位の実測値は$+0.18\,\mathrm{V}$程度までは理論値より酸化力の強い（電位の高い）方向にずれる傾向がある[16]が，このように，E_0'の値を参照してその物質の水溶液の酸化還元電位をある程度予測することができる．また，その物質のE_0'の値と周囲の溶液環境の雰囲気的な酸化還元電位（⑦で示す電位）とを比較することにより，その環境下ではその物質は酸化型と還元型のどちらが優位に存在しているかを推測することができる．たとえば，生体内ではビタミンCは周囲の体液の低い酸化還元電位（後述するように$E = -0.48 \sim -0.42\,\mathrm{V}$(vs.Ag/AgCl)）の雰囲気に影響されることも

あり，その大半が還元体であるアスコルビン酸として存在していると考えられる．(ビタミンCは常に消費・再生を繰り返され，濃度が動的に変化し続けているので単純な比較はできないが) ネルンストの式で計算すると，ビタミンCの酸化還元電位 E は還元体が酸化体より約1億倍多く存在すると，周囲の体液の雰囲気的な E とほぼ同じ電位となる．

⑦ 酸化還元電位には，特定の物質や反応以外にも，混合物の電位もある

広く流通している銀-塩化銀電極の測定装置を用いた測定に基づき，「この試料の酸化還元電位は +0.2 V です」などというときの酸化還元電位は，その試料と基準電極との間に酸化還元反応による電流が生じないために必要な電圧である．これは，試料内のすべての物質の酸化還元電位 E をその存在比に応じた加重平均として算出したものからある程度推測はできるものの，結局は測定実験により求められる性質のものである．これも，何を基準電極としたかがしばしば明記されておらず，また特に何の注釈もなく単に酸化還元電位と称されることがあるため，混乱の極致となる．

さて，以上のような混乱原因はあるものの，すでに酸化還元電位の数値は世の中にあふれており，何らかの解釈をしないわけにはいかない．③の式にもう1つ半反応式を加味して，完全な酸化還元反応式を作ってみよう．酸化剤 H_2O_2 に対して，還元剤としてアスコルビン酸（ビタミンC）を取り上げる．アスコルビン酸の酸化還元電位は以下のとおりである．

$$\text{デヒドロアスコルビン酸} + 2H^+ + 2e^- \rightleftarrows \text{アスコルビン酸}:$$
$$E_0' = +0.141 \text{ V (vs.Ag/AgCl)}^{17)}$$

③の式からこの式を減算すると，以下のとおり，この反応の酸化還元電位 ΔE が求められる．

$$2H_2O_2 + \text{アスコルビン酸} \rightleftarrows 2H_2O + \text{デヒドロアスコルビン酸}:$$
$$\Delta E = +1.016 \text{ V}$$

（完全な化学反応式の酸化還元電位 ΔE は，2つの半反応式の標準酸化還元電位の差の相対値である（基準電極との電位の相対値ではない）ため，基準電極が何であるかについて付記する必要がない）

$ΔE$ の符号が正であれば，この反応式は右に進みやすいという意味であり，負であればその逆である．さて，1.016という絶対値はどのくらいの反応の進みやすさを意味するかをイメージするために，オゾン O_3 とアスコルビン酸との反応の酸化還元電位と比較してみる．O_3 の標準酸化還元電位は H_2O_2 より高いと考えられがちだが，水溶液中では H_2O_2 より低く，以下のとおりである．

$$O_3 + H_2O + 2e^- \rightleftarrows O_2 + 2OH^- :$$
$$E_0 = +1.24\ \mathrm{V\,(vs.SHE)}\ [18]$$

これを，本章で統一している銀–塩化銀電極の中間酸化還元電位の表記に換算修正すると以下のようになる．

$$O_3 + H_2O + 2e^- \rightleftarrows O_2 + 2OH^- :$$
$$E_0' = +0.621\ \mathrm{V\,(vs.Ag/AgCl)}$$

さらに，この式からアスコルビン酸の半反応式を減算すると，以下のとおり，この反応の酸化還元電位 $ΔE$ が求められる．

$$O_3 + アスコルビン酸 \rightleftarrows O_2 + H_2O + デオキシアスコルビン酸 :$$
$$ΔE = +0.48\ \mathrm{V}$$

H_2O_2 とアスコルビン酸との反応の $ΔE$ は，O_3 とアスコルビン酸との反応の $ΔE$ と比べて，約2倍である．しかし，反応の起こりやすさは2倍どころの違いではない．反応の起こりやすさの目安を知るためには，$ΔE$ をギブスの自由エネルギー $ΔG$，平衡定数 K に換算すると便利である．ネルンストの式を変形すると，$ΔE$ と $ΔG$，K との間には，以下の関係が成り立つ．

$$ΔG = -nFΔE$$

(n：反応で移動する電子数，F：ファラデー定数)

$$K = \exp(-ΔG/RT)$$

(R：気体定数，T：絶対温度)

この式により，H_2O_2 とアスコルビン酸との反応では $K ≒ 10^{33}$ であり，O_3 とアスコルビン酸との反応では $K ≒ 10^{15}$ である（約 10^{18} 倍の違いがある）．このような2電子移動系では $ΔE$ が 0.1 V 異なるごとに（1電子移動系では

ΔE が 0.2 V 異なるごとに），平衡定数は約 1800 倍変化する．平衡定数の比は，反応系の内外でエネルギーのやり取りのない平衡反応系では反応速度の比や生成物質の存在比を表す．これらの反応はそのような平衡反応とは考えにくいため，単純な比較はできないが，ΔE が少しでも違うと，反応の起こりやすさが桁違いに変化することが推測される．

さて，ここまでわざわざ節を改めて酸化還元電位について説明したのは，本来無秩序であるゆえに有害であるはずの活性酸素やフリーラジカルによる酸化還元反応が，ある程度秩序だった酸化ストレスシグナルとして生体に有用に利用されている仕組みを知るためであった．その仕組みとは，反応の酸化還元電位 ΔE が局部的に最大となるように，E_0' が非常に低い部分（還元力の強い部分）を分子内に持ち合わせた蛋白質（センサー蛋白質）を各所に配置しておくことである．そうすれば，ΔE の大きい反応は桁違いに起こりやすいことを考えると，活性酸素やフリーラジカルによって無秩序に酸化された酸化力の強い生成物によって，センサー蛋白質の還元力の強い部分が高い選択性を以て酸化されることがわかる．その選択的な酸化反応によって蛋白質が活性化したりして，以降は秩序だったシグナル伝達機能を発揮するのである．

センサー蛋白質の還元力の強い部分は，システイン残基側鎖の硫黄原子，つまりチオール基（$-SH$）であることが多い．チオール基は近隣のアミノ酸残基側鎖をうまく配置すると，pKa が低下してチオレートイオン基（$-S^-$）になりやすくなる．チオール基の pKa は低ければ低いほど，E_0' が低くなる[19]ことが知られているため，近隣のアミノ酸残基側鎖の立体構造的配置を工夫して pKa を調節することで，E_0' の高さを制御することができる．E_0' を任意に制御できれば，生体が，酸化ストレスシグナルの伝わる方向や，抗酸化機構の還元反応の連鎖を設計するのに便利である．実際に，硫黄原子は，グルタチオンやチオレドキシンやその関連分子など，抗酸化機構の中でも多用されている．このように，レドックスバランスを考える上では，E_0' を低い領域で制御しやすい硫黄原子の働きはとても重要である．体

内に微量に産生される硫化水素（H_2S）も循環器疾患や神経疾患の防御因子として働く酸化ストレスシグナル分子として注目され始めている[20]し，有毒物質として悪名高いこの硫化水素は実は排泄されにくい重金属を低毒化させる機能もあることが示唆されている[21]．この低毒化機序は，第1相・第2相の肝代謝や糞中排泄，尿中排泄といった古典的な無毒化・排泄機構とは異なる新しい知見である．さらに，硫黄含有抗酸化物質を念頭に置いた臨床試験[22]なども行われるようになってきている．

ちなみに，フリーラジカルを消去する能力は，意外なことに，標準酸化還元電位 E_0' が高いものの方が優れている[23]．E_0' が低いものの方が酸化されやすいはずであるので，一見矛盾しているようにも思えるが，よく考えてみると，フリーラジカルによる酸化反応の初期には，往々にしてラジカル電子を渡す還元的過程を経るのである．ラジカル反応の第一手が相手を還元する反応であれば，E_0' が高い物質の方が反応しやすいのは理にかなっている．実際に，アスコルビン酸の E_0'（$+0.141$ V(vs.Ag/AgCl)）は，細胞質内の平均的な E（$-0.48 \sim -0.42$ V(vs.Ag/AgCl)）[24] よりもかなり高い．この E_0' の高さは，脂質酸化の連鎖を止めたビタミン E ラジカルから速やかにラジカル電子を受け取るためであろう．そして，またが E_0' が高いゆえに，より低い E_0' をもつグルタチオン（$E_0' = -0.24$ V(vs.Ag/AgCl)）[24] により速やかに還元されうる．ヒトの体内のグルタチオンは E_0' が低く（還元力が強く），なおかつビタミン C の100倍程度の濃度があるにもかかわらず，以上の理由により，ビタミン E ラジカルの消去の役割はほとんど E_0' の高いビタミン C（とコエンザイム Q10 など）が担っている．つまり，抗酸化物質としての能力は，E_0' がどれだけ低いかだけで表されるわけではないのである．

2.6 抗酸化物質を摂取する際に注意すべきこと

前節では，E_0' の低いものが必ずしも酸化ストレス除去能に優れた物質ではないということを示した．酸化ストレスによる諸疾患を予防することを目

的として，抗酸化物質を使用したり摂取したりする際には，ほかにも注意すべきことがいくつかある．

① E_0' が低いことはすなわち有益であるとは限らず，無害であるとも限らない

たとえば，ホルムアルデヒド（水溶液中）と硫化水素（水溶液中）の酸化還元電位は次のとおりである．

$$HCOOH + 2H^+ + 2e^- \rightleftarrows HCHO + H_2O:$$
$$E_0' = -0.585 \text{ V (vs.Ag/AgCl)}[25]$$
$$S + 2H^+ + 2e^- \rightleftarrows H_2S:$$
$$E_0' = -0.477 \text{ V (vs.Ag/AgCl)}[26]$$

このように E_0' はとても低く，還元力が強いことが伺えるが，これを理由として，これらの毒性の高い物質を好んで摂取したがる人はいない．つまり，E_0' が低いことはすなわち有益であるとは限らず，また無害であるとも限らない．

② 抗酸化物質の抗酸化機能の高低は E_0' の高低には依存しない

たとえば，ある種のポリフェノールは生体内でむしろ軽度の酸化ストレスとして機能し，酸化ストレスシグナルを活性化させ，そのシグナルを介して生体の抗酸化能力を高める[27]ことが知られている．つまり，抗酸化物質の機能はそれ自体のラジカル除去能などの抗酸化能力だけでは説明がつかず，酸化ストレスシグナルなどを介して生体の抗酸化能力を高めることがある．このことからも，むやみに E_0' の低いものを使用したり摂取したりするのがいいとは限らないことがわかる．

③ 過剰な抗酸化物質はかえって癌のリスクを増す

生体内の酸化ストレスシグナルはさまざまな作用を起こす引き金となり，それらの中にはアポトーシス（プログラム細胞死）や細胞内毒物の細胞外への排出機構や抗酸化機構などの発現調節なども含まれる．本来，癌細胞はアポトーシス機構や免疫機構・薬剤などが誘発する酸化ストレスシグナルなどの作用により，生体内から排除される仕組みとなっているが，抗酸化物質が

過剰であると，酸化ストレスによって引き起こされるそれらの有用な作用も減弱してしまう．多くの癌細胞は自分に都合のいいように酸化ストレスシグナルを操作して[28]，細胞内を還元的な状態に保ってアポトーシスを逃れたり，抗癌剤を解毒したり細胞外に排出する機構をもつようになると考えられている[29]．実際に，過剰な緑茶ポリフェノールによりむしろ発癌が増えたとする報告[27]もある．

④　過剰な抗酸化物質は運動のもつ健康増進効果を打ち消す

適度な強度の運動は，寿命延長などヒトの健康にとって有益な効果を示し，癌，糖尿病，心血管疾患，認知症などの予防に有効であることが多くの研究で報告されている．運動は，ミトコンドリアでの活性酸素の産生を増加させ，インスリン感受性の改善や抗酸化機構の増大を引き起こすと考えられている．過剰な抗酸化物質を摂取していると，活性酸素が減少して酸化ストレスシグナルが伝わらず，運動によるこれらの有益な効果が認められなくなる[30]．

⑤　過剰な抗酸化物質はかえって酸化ストレスを増加させる

前項で述べたように，過剰な抗酸化物質は酸化ストレスを過剰に抑制するだけでなく，場合によっては，かえって酸化ストレスを増加させることにもつながる．たとえば，2.3節でも少し触れたが，ビタミンEの存在が過剰であったり，ビタミンEラジカルを還元してくれるビタミンCやコエンザイムQ10の欠乏状態では，抗酸化物質であるはずのビタミンEはむしろ脂質酸化反応の連鎖に加担してしまう[31]．これらの条件下では，脂質をラジカル化する能力のあるビタミンEラジカルが速やかに消去されないからだと考えられている．また，過剰なビタミンCも細胞外で過酸化水素を生み出し，酸化ストレスをむしろ増加させる働きがある[32]ことが知られている．

このように，抗酸化物質の不適切な使用や摂取は生体内で微妙な調節をされているレドックスバランスを乱す可能性もあることに留意して，慎重を期する必要がある．

2.7 酸化ストレスと環境汚染

さて，ここまで酸化ストレスについて言葉を尽くして解説してきたのは，それを鍵として，今の世の中に蔓延しているたとえようもなく微妙な体調不良のもとをただすためであった．現代社会に，うつ病やアレルギー，発達障害，非高齢者の変形性膝関節症，小児の関節柔軟性の低下，大腿骨頸部骨折の発生率の漸増，小児の概日リズム障害による不登校など，さまざまな疾病事例が，従来では考えられなかった水準で蔓延していることを，それぞれの患者の個人的要素だけで説明するのは無理があり，やはり環境要素が変化していると考えざるをえない．そして，**その環境要素を変化させ続けている三大原因の放射能（放射線），化学物質，電磁波のもつ人体への有害な作用の機序は，酸化ストレスを共通項として説明できることが明らかになってきた．**

放射能（放射線）のもつヒトへの有害作用は，その強い電離作用（フリーラジカル生成作用）によるところが大きいことは周知のとおりであるが，現在，地球環境汚染の主たる原因となっている化学物質や電磁波も，酸化ストレスを増強させて生体機能を蝕むところが共通している．その例を次に示す．

ある種の環境汚染物質は，レドックス制御のための酵素の活性を低下させたり[33]，それが脂質や DNA の障害につながったり[34]，活性酸素を介して（活性酸素の産生源となる）好中球遊走とアポトーシスを引き起こしたり[35]，ミトコンドリアを障害して酸化ストレスを亢進させ，肝細胞や脳細胞のアポトーシスや壊死を引き起こしたり[36]する．酸化ストレスの原因となる活性酸素の発生源は，さまざまなものが知られているが，ミトコンドリアの電子伝達系からの電子の漏れが最も大きい[37]とされ，ミトコンドリアの膜や蛋白質の機能が障害されれば酸化ストレスは制御困難となりうる．この段落で挙げた引用文献は環境汚染物質のうちごく一部についてのものではあるが，

不自然な化学物質はどのようなものであっても蛋白質の機能を同様に乱す可能性があり，その有害性を疫学で証明することが難しいことは著者が以前に示した[38]とおりである．一部のPM2.5の解毒に硫黄含有抗酸化物質が豊富なブロッコリースプラウトが有効であったとする臨床研究[39]や，**化学物質過敏症の患者にビタミンCやグルタチオンなどの抗酸化物質を投与することによって症状が軽減されることも，環境汚染物質により引き起こされるさまざまな病気の原因の本質が，酸化ストレスの亢進であることを示唆している**．

同様に，電磁波によって活性酸素が増え，（活性酸素の産生源である）好中球が増え，DNAが損傷されたとする報告[40]もあり，電磁波により引き起こされる病気（電磁波過敏症を含む）にも，酸化ストレスが大きな役割を果たしていると考えられる．

このように，環境汚染のヒトへの有害作用の機序は，酸化ストレスという共通項を通して解釈することができ，そうすることにより本節の冒頭に挙げたような疾病事例の増加との関連性も見えやすくなる．たとえば，うつ病は脳細胞の遺伝子の後天的な変化が関与していることが知られている[41]が，酸化ストレスは脳細胞の遺伝子を傷害する[42]ことが知られており，ある種の抗うつ薬は酸化ストレスから脳細胞を保護することによりうつ病の治療効果を発揮する[43]．アレルギー疾患が，酸化ストレスの原因となる環境汚染物質への曝露で悪化することは，日常臨床場面でしばしば経験される．化学物質[44]と電磁波[45]が同じように発達障害を増加させるのは酸化ストレスによるDNAの傷害という共通項で説明できるかもしれない．膝などの関節の軟骨や靭帯，骨の主要成分であるコラーゲンを作るのに必要なビタミンCは，強い酸化ストレス下において不足がちとなるため，関節や骨の疾患の原因となりうるだろう．哺乳類の概日リズムは酸化ストレスシグナルによって機能しており[46]，過剰な酸化ストレス下では概日リズムが狂うと考えられる．このほかにも，**放射能（放射線）や化学物質，電磁波によって引き起こされる過剰な酸化ストレスはヒトの全身にくまなく及び，ヒトの遺伝子や病気発症**

抑制機構を障害するため，本節冒頭あるいは本章冒頭でとりあげた疾病事例以外にも，あらゆる病気の原因となりうると考えるのが自然である．

　これらの理解を応用することにより，いまだ診断方法が確立していない化学物質過敏症や電磁波過敏症について，将来には酸化ストレスマーカーを利用するなどして客観的に診断できるようになる可能性もあるだろう．ただし，現在最も研究が進んでいるマーカーの1つである8-オキソデオキシグアノシン（8-oxodG）ですら，その測定方法や定量性に関して複数の問題点が指摘されており，まだ各国で統一した測定方法の開発が進められているところである[47]．また，別の酸化ストレスマーカーである8-ヒドロキシ-2'-デオキシグアノシン（8-OHdG）や$N\varepsilon$-カルボキシメチル-リジン（CML）では，酸化ストレスが強すぎるとマーカー濃度がむしろ減少してしまう現象も認められ[48]，酸化ストレスマーカーのみによって病態を評価することのないよう注意が必要である．

　環境汚染因子による酸化ストレスの増加に抗酸化物質などを用いて対処するには，前節で述べたとおり慎重を期する必要があるが，具体的には，なるべく数多くの疫学論文に当たって，どの抗酸化的な物質や手段の使用や摂取が本当に有益であるか，熟慮の上で総合的に判断するのがいいだろう．ただし，たとえば大気汚染による酸化ストレス抑制のためにHEPAフィルタ付きの（オゾンを発生しない）空気清浄機の使用が有効であることは経験的に知られており，その使用による有害事象もそれほど高くないことが見込まれるため，日々汚染の増し続けている現状では疫学調査の結果を待たずに使用したいのも人情である．そして，レドックス制御のように比較的未知の領域が大きい分野では，科学的理論からの予測と実際の使用・摂取による結末が大きく食い違うことも珍しくないため，結局，新しいものごとを導入するときは，できるだけ多角的な見地からの情報を収集し，明らかになっていない有害性が潜んでいる可能性も考慮した上で，覚悟を決めて採否を決定するしかない．

　哲学者ポッパーの反証主義（どんなものごとでも，それを正しいと実証す

ることは不可能であり，「正しくない」という対立命題を反証して間接的に正しさを証明することしかできない）を演繹すると，どんなものごとであっても完全に無害ではありえず，仮に有益と見なされているものであっても大抵いくばくかの有害性が潜んでいるものである．つまり，「完全に無害で有益な薬」の存在は考えにくい．この前提を受け入れながらも，あまりに有害性が大きすぎて「実質的に完全に毒である」と見なせるものが存在する一方で，大きな有益性を持ちつつ大きな有害性がないと見込まれるために「実質的に有益な薬である」と見なせるものも確かに存在する．あまりに環境汚染による酸化ストレスが大きくなってしまった現代においては，抗酸化物質の摂取，あるいは本来必要な酸化ストレスをも減弱させる可能性がある水素ガスの発生装置（水素水など）や（オゾンを発生しない）マイナスイオンの発生装置の使用が，その効果が実質的に有益な薬と見なせるヒトの割合も少なくないと言えよう．

文　献

1) 吉川敏一他：酸化ストレスの医学，診断と治療社，pp. 256-388, 427-433.
2) Seyle H: Stress and the general adaptation syndrome. *Br Med J*, **1**(4667), 1383-92, 1950.
3) 吉川敏一他：酸化ストレスの医学，診断と治療社，pp. 108-113.
4) Fukui K, et al: *Ann NY Acad Sci*, **959**, 275-284, 2002.
5) Klein EA, et al: *JAMA*, **306**(14), 1549-56, 2011. Vitamin E and the risk of prostate cancer: the Selenium and Vitamin E Cancer Prevention Trial (SELECT).
6) 吉川敏一他：酸化ストレスの医学，診断と治療社，p. 126.
7) 脂質生化学研究，**46**，229-232，2004.
8) Imai H, et al: Failure of the expression of phospholipid hydroperoxide glutathione peroxidase in the spermatozoa of human infertile males. *Biol Reprod*, **64**(2), 674-83, 2001.
9) McClung JP, et al: Development of insulin resistance and obesity in mice overexpressing cellular glutathione peroxidase. *Proc Natl Acad Sci USA*, **101**(24), 8852-7, 2004.
10) Goldstein BJ, et al: *Antioxid Redox Signal*, **7**, 1021-1031, 2005.
11) Sawa T, et al: *Nature Chem Biol*, **3**, 727-735, 2007.
12) Matoba T, et al: Hydrogen peroxide is an endothelium-derived hyperpolarizing factor in mice. *J Clin Invest*, **106**(12), 1521-30, 2000.
13) 吉川敏一他：酸化ストレスの医学，診断と治療社，pp. 403-409.
14) Li Y H and S Gregory: Diffusion of ions in sea water and in deep-sea sediments. *Geochim Cosmochim Acta*, **38**, 703-714, 1974.

15) http://ismz.co.jp/labriller.html
16) http://www.water.sannet.ne.jp/masasuma/masa/ne18.htm
17) 化学辞典，東京化学同人，1994．
（注：引用元では標準酸化還元電位は +0.34 V という表記であったが，他の文献値や測定報告値などと比較吟味した上で，本稿著者の判断で，+0.34 V という数値は標準水素電極を基準電極とした中間酸化還元電位であると解釈し，銀-塩化銀電極を基準電極とした電位値表記に修正した．）
18) Standard Reduction Potentials (Northland Community & Technical College/Chemistry;http://web.archive.org/web/20070518092613/http://www.northland.cc.mn.us/Chemistry/standard_reduction_potentials.htm
19) 佐々本一美：タンパク質を正しく折りたたむ試薬．Dojin NEWS, No.94, p 8-9, 2000.
20) Szabo C: *Nature Rev Drug Discov*, **6**, 917-935, 2007.
21) Yoshida E, et al: *Chem Res Toxicol*, **24**, 1633-1635, 2011.
22) Alumkal JJ, et al: A phase II study of sulforaphane-rich broccoli sprout extracts in men with recurrent prostate cancer. *Invest New Drugs*, 2014 Nov 29. [Epub ahead of print]
23) 末石芳巳：食品中の抗酸化物質がもつ様々な活性ラジカル消去能の評価法の構築．浦上財団研究報告書，**18**，pp. 59-66, 2011.
24) 山田泰之：フラビンを利用した光機能性分子の創製．名古屋大学物質科学国際研究センターニュース，第 10 号，pp. 19-20, 2009.
（注：本稿著者の手により銀-塩化銀電極を基準電極とした中間酸化還元電位に値を換算修正した．）
25) 化学便覧基礎編改訂 5 版，II-580-II-584，2004.
（注：本稿著者の手により銀-塩化銀電極を基準電極とした中間酸化還元電位に値を換算修正した．）
26) Standard Reduction Potentials (Northland Community & Technical College/Chemistry;http://web.archive.org/web/20070518092613/http://www.northland.cc.mn.us/Chemistry/standard_reduction_potentials.htm)
（注：本稿著者の手により銀-塩化銀電極を基準電極とした中間酸化還元電位に値を換算修正した．）
27) Inoue H, et al: *Cell Stress Chaperones* **16**, 653-662, 2011.
28) Mitsuishi Y, Motohashi H, Yamamoto M: The Keap1-Nrf2 system in cancers: stress response and anabolic metabolism. *Front Oncol.* **2**, 200, 2012.
29) Sayin VI, et al: *Sci Transl Med*, **6**, 221ra15, 2014.
30) Ristow M, et al: *Proc Natl Acad Sci USA*, **106**, 8665-8670, 2009.
31) Yamamoto Y, et al: *Pergamon Press*, 287-291, 1991.
32) Chen Q, et al: Ascorbate in pharmacologic concentrations selectively generates ascorbate radical and hydrogen peroxide in extracellular fluid in vivo. *Proc Natl Acad Sci USA*, **104** (21), 8749-54, 2007.
33) Gao H, et al: Investigation of organic pollutants in wastewater-irrigated soil and its DNA damage and oxidative damage on mice. *Environ Monit Assess*, **185**(3), 2475-82, 2013.
34) Liu C, et al: Oxidative toxicity of perfluorinated chemicals in green mussel and

bioaccumulation factor dependent quantitative structure-activity relationship. *Environ Toxicol Chem*, 33(10), 2323-32, 2014.

35) Lavastre V, et al: Toxaphene, but not beryllium, induces human neutrophil chemotaxis and apoptosis via reactive oxygen species (ROS) : involvement of caspases and ROS in the degradation of cytoskeletal proteins. *Clin Immunol*, 104(1), 40-8, 2002.

36) Mashayekhi V, et al: Mechanistic approach for the toxic effects of perfluorooctanoic acid on isolated rat liver and brain mitochondria.Hum Exp Toxicol. 2015 Jan 13. pii: 0960327114565492. [Epub ahead of print]

37) Indo HP, et al: *Mitochondrion*, 7, 106-118, 2007.

38) 増茂正泰：化学物質・電磁波と疾病．ヒューマン・セキュリティ（松田ひとみ他編），医学評論社，pp. 158-175, 2013.

39) Egner PA, et al: Rapid and sustainable detoxication of airborne pollutants by broccoli sprout beverage: results of a randomized clinical trial in China. *Cancer Prev Res* (*Phila*), 7 (8), 813-23, 2014.

40) Shahin S, et al: 2.45 GHz microwave irradiation-induced oxidative stress affects implantation or pregnancy in mice, Mus musculus. *Appl Biochem Biotechnol*, 169(5), 1727-51, 2013.

41) 森信繁：エピジェネティクスからみたうつ病の病態．精神神経学雑誌，115(11), 1101-1112, 2013.

42) 榎戸靖他：酸化的DNA傷害と神経疾患．生物試料分析，32(4), 273-280, 2009.

43) Gulec M, et al: Mirtazapine protects against cisplatin-induced oxidative stress and DNA damage in the rat brain. *Psychiatry Clin Neurosci*, 67(1), 50-8, 2013.

44) Endo T, et al: Executive function deficits and social-behavioral abnormality in mice exposed to a low dose of dioxin in utero and via lactation. *PLoS One*, 7(12): e50741, 2012.
黒田洋一郎他：科学 83(6), 694-708, 2013.

45) Alsaeed I, et al: *Int J Dev Neurosci*, 37, 58-64, 2014.

46) Dioum EM, et al: NPAS2: a gas-responsive transcription factor. *Science*, 298, 2385-2387, 2002.

47) Barregard L, et al: *Antioxid Redox Signal*, 18, 2377-2391, 2013.

48) Toyokuni S, et al: *J Clin Biochem Nutr*, 49, 121-124, 2011.

3. ヒューマン・セキュリティの実践的研究
——土壌・身体に対する放射能汚染をどう取り除くか

岩浅昌幸

　いったん重大な原子力事故が発生したならば，人びとの安全の利益を著しく侵害する．このヒューマン・セキュリティ（人間の安全保障）への侵害は，近郊住民の生存権・居住権・環境権・職業営業の権利を侵し，生命・幸福追求権という中核的人権をも脅かす．福島原発事故による近隣住民16万人の避難生活は永く続いている．そして，この災害では多量の放射性物質が放出されたが，放射性物質の飛散による関東・東北圏域の汚染は距離に関係なく，「ホットスポット」という放射能の濃縮された地域を生み出し，土壌・農作物汚染と海洋汚染を生み出している．いったん放出された放射性物質は，除染が困難な森林や湖沼やダムの底部に蓄積し，長期間にわたりその近隣への流出が続く，と専門家は考えている．環境中に放出された放射性セシウム137は，過去の例からは数十年の間にさまざまな集積と拡散を繰り返し，自然な減衰に成功したという報告はないとされる（図3.1）[1]．また，この影響は事故後5〜10年後にピークに達するという．これは原発事故から離れた場所でもその汚染の程度に差はあるが同様である．

　このたびの原発事故で空気中に放出された放射性物質による土壌汚染の除去対策について，校庭や家屋の庭，畑・水田などは表層の放射性汚染土壌を剥離させ，特定の場所に保管するという手法が一般に採られている．そして水質汚染については凝集剤投入や逆浸透膜濾過して，放射性物質を取り除くという手法がある．これらはともに汚染物質のその後の保管，焼却などの問題がある．

　これに対して，土壌中の微生物によって，短期間に汚染土壌上部の放射性

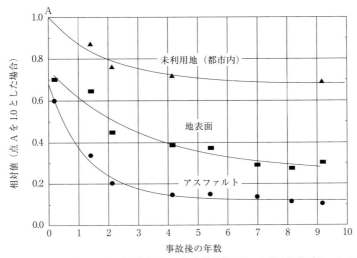

図3.1 3つの異なるタイプの地表面での放射線量率の違いとその推移(チェルノブイリ事故から9年間)
測定はロシア・ブリャンスク州のノボジブコフ市(Novozybkov). 縦軸は未利用地での初年度値を1とした相対値. 横軸は事故後の年数. 都市内の公園や草地などの未利用地, 地表面, アスファルトの障害物のない場所で調べた.
(http://www.scj.go.jp/ja/member/iinkai/kiroku/3-250325.pdf 出典 チェルノブイリフォーラム 45頁)

物質を軽減できる可能性が判明した.この手法については微生物学の複数の研究者による手法が報告されている.

国立環境研究所の研究グループが行った「放射性物質を取り込む細菌の研究」で,水中の放射性物質が放射線を出す能力(放射能)を下げる細菌を発見していた.福島第一原子力発電所からの放射性物質の環境汚染が懸念される中,浄化手段としてあらためて注目される[2].

また,広島国際学院大(広島市)と関西電力(大阪市)の研究グループが,微生物を使って汚染された土壌や河川からの放射性物質を回収する方法を開発した[3].

田崎金沢大名誉教授はタンザニアの首都ドドマ近郊で,ウランなどの放射性物質の濃度が高い土壌中に,同物質を吸着する細菌が生息していることを

発見した[4].

筑波大学ヒューマン・セキュリティー研究室では，3.1 で述べるように，これらの微生物を用いる除染手法に触発され，福島県郡山市の低濃度放射性汚染土壌を用いて独自に実験し，放射線量の軽減をみた．

また，このたびの福島原発事故では低濃度放射性物質による人体内部の汚染の問題が心配されているが，どの程度の人体摂取量であれば安全か，という点については見解が集約されていない．というのも，近年，内部被曝について閾値（※）を定める議論はその性質上困難であることが指摘されている．放射線は，人の体内を通過する際に，体中の原子をイオン化させ，DNA をはじめとする蛋白質を壊していくが，これに閾値はない．（※特定の作用因子が，生物体に対しある反応を引き起こすのに必要な最小あるいは最大の値）

一般に放射線の影響には閾値があり，低線量ならば問題はないという見解もあるが，このことを統計学で証明することは非常に難しいという[5]．また，人体から放射性汚染物質を除去する方法については発表されていない．

そこで，3.2 では人体に放射性物質が入った場合にいかにしてその害を取り除くか，または最小限にするか，という視点から過去の研究を検討したい．

3.1 放射線汚染物質の土壌からの除去実験

筑波大学ヒューマン・セキュリティー研究室では，協力者であるアースフロンティア株式会社田丸滋氏による以下の仮説のもと，その管理下において実験を行った．

仮説：プラズマ放電処理水により培養した乳酸菌群は ATP 生産量が高い（活性が高い）．それらを放射性物質に汚染された土壌を含む培養液に投入し，その結果死滅しなかった菌が次世代菌に耐性力を保持させる．培養液内の発酵循環を利用し，培養された耐性放線菌を含む土壌菌群を使用して，土壌中の放射性物質を吸収させる．この放線菌は土壌に散布した際に，表層土

壌中の放射性物質を吸収しながら土壌深部の一定部位へ移行すると考えられる．

「プラズマ放電処理水により活性化された乳酸菌群の作成および発酵循環による放射性物質耐性放線菌の培養」

以下は2011年5月1日以降に筑波大学にて実験したものである．
（培養液の作成方法）
① プラズマ放電処理水に蜂蜜，酵素を加え乳酸菌群を撹拌し，同菌群を活動状態にする．
② タンクに保管後，エアーポンプでエアーを間欠的に供給する．
③ 乳酸菌群の活動が安定した状態になった後，放射性物質で汚染された土を加える．
④ 1週間後，耐性放線菌を含む土壌菌群の培養液（図3.2）が完成する．

「培養液の放射性物質汚染土壌浄化試験結果」
・実験実施場所　　　郡山市片平町　畑
・実験開始前サンプル土壌採取日　2011年5月18日
・実験開始日　　　　　　　　　　2011年6月20日
・結果測定日　　　　　　　　　　2011年7月20日
・実験方法

郡山市片平町北蛇光畑から採取した放射性物質汚染土壌を加えて耐性放線

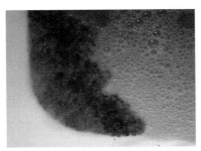

図3.2　プラズマ処理水による乳酸菌培養＋放射性土壌
（培養7日後の写真　耐性放線菌　大量発生）

菌を含む培養液を作成した．これを元のサンプル採取場所の $2\,\mathrm{m}^2$ に散布し戻し，30日後の隣接場所土壌と培養液散布土壌の表層部分の放射能量（Bq）を測定した．

・測定方法および測定施設

　　測定施設　　株式会社　加速器分析研究所　　住所　神奈川県川崎市多摩区登戸新町 129-1

　　測定方法　文部科学省放射能測定法シリーズ6「NaI（Tl）シンチレーションスペクトロメータ機器分析法」

　　測定機器　NaI（Tl）シンチレーションスペクトロメータ CANBERRA製　Osprey　検出限界 20Bq

・実験結果（単位　Bq/kg）

表 3.1

項　　目	サンプル採取土壌	隣接場所土壌	培養液散布土壌	減少率（％）
放射性ヨウ素濃度	不検出	不検出	不検出	―
放射性セシウム合計濃度	14371	15887	7410	48.4
放射性セシウム 134 濃度	6891	7340	3418	50.3
放射性セシウム 137 濃度	7480	8547	3992	46.6

・考　察

本来，放射性物質は土壌中に存在する場合，または微生物中に吸収された場合，おのおの放射性物質として存在し，放射性物質から発生する放射線量が変わることはない．今回の実験では，培養液散布後の土壌表層部の放射線量が対照土壌表層部（隣接場所土壌）の放射線量の約半分となった．

放射線量の減少は放射性物質の減少と考えられる．この土壌表層部の放射性物質が減少した原因として，放線菌群が放射性物質を体内に吸収し，土壌深部コロニー方向へ移送したこと，が推測される．

・結　論

微生物を用いた土壌浄化の一手法として，以上の実験を試みたが，放射性物質を取り込むと考えられている微生物を用いる類似の手法が複数報告されており，政府はこれらの手法を土壌除染に取り入れるべきであろう．

3.2 酵母やみそなどによる身体の放射性障害の除去可能性

　ヒューマン・セキュリティ（人間の安全保障）とは，人間の生存に対するあらゆる脅威（すなわち恐怖と欠乏そして尊厳が踏みにじられること）から免れる状態の保持，である．低線量内部被曝の問題はこの意味からヒューマン・セキュリティへの侵害である．チェルノブイリの例などを参照する限り，これはいま日本人にとって喫緊の課題であり，国際的にも懸念の目が向けられている．放射性物質の拡散による汚染から，誰もが中長期的に実践できる比較的負担のかからない身近な方法での身体防御策に取り組む必要があると考える所以である．

　一般に，放射性ヨウ素の影響を防ぐためには，ヨウ化カリウムを摂取することにより防ぐ手法が説かれるが，放射性セシウムの体内被曝についての対策は国際的に確立されていない．米国の医学会の一部には，ある種の漢方（霊芝，冬虫夏草）や抗酸化食品の服用を勧める研究者があるにとどまる[6]．しかし，わが国の研究者によれば，より簡便に一般的な食材を用い，効果を得る方法がかねてより解かれている．

　本稿では現時点での筆者の知見の関係上，国内諸研究の一部を紹介しうるに留まるが，今後，読者による当関係分野のさらなる調査・探究を期待したい．

　広島大学原爆放射能医学研究所の研究によれば[7]，みそに体内の放射性物質を除去する効果があることが示された．

　この研究は，みその成分に放射性物質を排除する作用があるかどうかを調べるという目的で行われた．

　実験方法は，実験用のマウスを4つのグループに分け，みそを混ぜた餌を含む，4つの異なる餌を1週間与えた後，放射線を照射した影響の違いをみたものである．

　餌は，①10%の乾燥赤みそを含んだ餌［みそ餌］，②10%のしょうゆを含

んだ餌［しょうゆ餌］，③①に含まれるのと同濃度の食塩（約1〜2％）を含む餌［食塩餌］，④オリエンタル酵母KK産MF［ふつう餌］の4種類で，①②③は④を基剤とした．

　放射線の影響を調べるために使った指標は，小腸粘膜幹細胞の生存率である．これは放射線障害の一つに消化管出血があることが理由である．マウスに6〜14グレイの放射線を全身照射し，3日後の小腸粘膜幹細胞の生存率を調べた場合，みそ餌を与えた場合の細胞生存率が一番高く，次にしょうゆ餌を与えた場合が続き，照射線量が高いほどこれらの有意差は大きくなった．食塩餌，ふつう餌の場合は粘膜細胞生存率は低かった．またマウスの腸粘膜の再生率は，みそ餌，しょうゆ餌をあらかじめ与えておいたマウスでは粘膜細胞の再生が認められたという．このことからみそやしょうゆに含まれている物質が放射線によって受けるダメージの回復を促進するということが推察された．ただし，それまでふつう餌を与えていたマウスに放射線を照射し，その後，みそ餌を与えても粘膜再生率は上がらなかった．効果を認めるためには少なくとも照射1週間前からみそ餌を与えている必要があった．みその成分が有意に作用するためには，体内に高濃度に主成分が含まれている必要があるという．

　また，同研究機関の別の研究では，放射性ヨウ素131と放射性セシウム134をマウスに投与し，体内より排泄実験を行った．この結果，あらかじめみそ餌を与えてあったマウスからは，ふつう餌を与えてあったマウスよりも，有意に尿中からの多量のヨウ素とセシウムの排泄があった．

　また東北大学の研究では[8]，マウスにガンマ線を照射し，上皮細胞を損傷する実験において，活性酸素を除去するラジカルスカベンジャー（SOD）を与えたマウスには上皮細胞の損傷が認められなかった．このSODを含む食品として，みそ，しょうゆ，コーヒー，ビール，コーラなどを検証した結果，これらには一定の活性酸素除去機能（スカベンジング能力）があったが，最も効果が高かったのは「みそのたまり」であり，これを100％とした場合，しょうゆが70％，コーヒー・酵母なしビールが10〜20％，コーラが

1％であった．

このほか，放射線医学総合研究所の研究によれば，ビール酵母に身体の放射性障害防御機能があることが示された[9]．

以上の方法は，いずれもマウスを用いたものであり，ヒトの場合に全く同様の効果があるのかは証明されていない．しかし，みそやビール酵母などの食用は，各人が自らと家族を守るために，中長期的に比較的簡易に実行できる，身体から放射性物質の影響を除去する方法としては有益であろう．このような食材や方法はほかにもあるかもしれない．医学的検証の確立を待っていて，身体を守るために何もしないのでは被害が拡大する可能性がある．予防的見地から各人が自己の判断においてこれらの研究を有効に活用されることを期待する．

おわりに

今日，国際環境において原子力発電所の数は増加しつつあり（表3.2）[10]，それに伴って，世界全体を視野に入れれば事故や放射能漏れの可能性がたえず存在することになる．とくにヒューマン・エラーによる多数の点検漏れが，日本国内だけを見ても頻発している[11]．また放射性廃棄物の保存は長期間にわたるため，その間にこれらが流出し，社会環境を汚染する可能性もある．さらに，大国のみが核兵器を有した冷戦時代とは異なり，現在では，政治的に不安定な国家も核兵器を所有しているのみならず，一定の資力と技術を有すれば，小型の核兵器を製造し，テロなどに使用することや，放射性汚染物質を入手し，水源や食料などを汚染する犯罪も考えられる．このような懸念は人為のみで完全に払拭することはできないであろう．

本稿で参照してきた身体と土壌・湖沼などの浄化手法が今後，世界的規模のヒューマン・セキュリティにとって必要となってくる可能性を視野に入れ，かかる知見と成果の進展を願うものである．

（本稿は『危機管理研究第22号』に掲載された論稿を加筆・修正し，資料としての機能をより考慮したものである．）

表3.2 世界の原子力発電開発の現状　　　　2014年1月1日現在．(万kw，グロス電気出力)

国・地域	運転中 出力	運転中 基数	建設中 出力	建設中 基数	計画中 出力	計画中 基数	合計 出力	合計 基数
1 米国	10,328.4	100	560.0	5	626.0	5	11,514.4	110
2 フランス	6,588.0	58	163.0	1			6,751.0	59
3 日本*	4,426.4	48	442.1	4	1,158.2	8	6,026.7	60
4 ロシア	2,519.4	29	1,026.0	11	1,744.5	17	5,289.9	57
5 韓国	2,071.6	23	660.0	5	560.0	4	3,291.6	32
6 中国	1,478.8	17	3,386.6	31	2,616.8	23	7,482.2	71
7 カナダ	1,424.0	19					1,424.0	19
8 ウクライナ	1,381.8	15	200.0	2			1,581.8	17
9 ドイツ	1,269.6	9					1,269.6	9
10 英国	1,086.2	16			326.0	2	1,412.2	18
11 スウェーデン	942.8	10					942.8	10
12 スペイン	739.7	7					739.7	7
13 ベルギー	619.4	7					619.4	7
14 台湾	524.8	6	270.0	2			794.8	8
15 インド	478.0	20	530.0	7	670.0	6	1,678.0	33
16 チェコ	415.2	6			200.0	2	615.2	8
17 スイス	346.0	5					346.0	5
18 フィンランド**	286.0	4	172.0	1	220.0	2	678.0	7
19 ブルガリア	200.0	2			100.0	1	300.0	3
20 ハンガリー	200.0	4					200.0	4
21 ブラジル	199.2	2	140.5	1			339.7	3
22 スロバキア	195.0	4	94.2	2			289.2	6
23 南アフリカ	194.0	2					194.0	2
24 ルーマニア	141.0	2	211.8	3			352.8	5
25 メキシコ	136.4	2					136.4	2
26 アルゼンチン	100.5	2	74.5	2			175.0	3
27 イラン	100.0	1			38.5	1	138.5	2
28 パキスタン	78.7	3	68.0	2	220.0	2	366.7	7
29 スロベニア	72.7	1					72.7	1
30 オランダ	51.2	1					51.2	1
31 アルメニア	40.8	1					40.8	1
32 アラブ首長国連邦			280.0	2	280.0	2	560.0	4
33 ベラルーシ			120.0	1	120.0	1	240.0	2
34 トルコ					920.0	8	920.0	8
35 インドネシア					400.0	4	400.0	4
36 ベトナム					400.0	4	400.0	4
37 バングラデシュ					200.0	2	200.0	2
38 エジプト					187.2	2	187.2	2
39 リトアニア					138.4	1	138.4	1
40 ヨルダン					100.0	1	100.0	1
41 イスラエル					66.4	1	66.4	1
42 カザフスタン					N/A	1	N/A	1
合計	38,635.6	426	8,398.7	81	11,292.0	100	58,326.3	607
(　) 内は前年値	(38,823.4)	(429)	(7,771.7)	(76)	(11,091.0)	(97)	(57,686.1)	(602)

N/A：出力不明　　*日本については，2014年1月31日現在のデータ
**フィンランドの計画中の2基は出力不確定のため，仮定して集計．
(出典) 一般社団法人 日本原子力産業協会

注・文献

1) 放射性セシウム 137 の半減期は 30 年であり，ほかの半減期の短い核種が減少する 6 年間は各地域の総放射線量は低下するが，その後 7 年目からはほとんど低下していない．
2) http://www.nikkan.co.jp/news/nkx0820110406aaar.html
3) 広島国際学院大では，福島市内の公立学校のプール水の除染を 2011 年 8 月から取り組んだ．放射能はプール水の中にはほとんど存在せず，浮遊している有機物粒子やヘドロの中に放射性セシウムとして存在していた．3 日で水中のヘドロ状中の放射能を除染できた．また，放射能汚染土壌でも 3 週間以内で 70％の放射能を除去した，という．
FUJI SANKEI BUSINESS i（2012 年 6 月 20 日）
https://www.sbj.or.jp/wp-content/uploads/file/news/business_i_%282012_06_27%29.pdf
毎日新聞 2008 年 2 月 23 日大阪夕刊によれば，
佐々木健教授（生物環境化学）らのグループでは「……多数の穴が開いた 5 センチ大の Y 字形特殊セラミックに細菌を特殊加工して付着させる．細菌の表面にできるマイナス電気に，放射性物質などのプラスイオンが吸い寄せられる原理を利用した．
ウラン，コバルト，ストロンチウムの 3 種類の放射性物質など計 6 種類の物質で実験．約 30 度の水 1 リットルの中に 20 ミリグラムずつ混ぜ，6 日間の変化を調査した．その結果，細菌を付着させた特殊セラミック 4 個を入れた場合，ウランはほぼゼロになり，ストロンチウムとコバルトは約半分になった．土の表面に特殊セラミックを 3〜6 カ月置くと 1 個当たり半径約 30 センチ以内の放射性物資を約 10〜20 ミリグラム回収できると推定される．……
システムを実用化すれば，原発事故で出た汚染排水から放射性物質の回収も可能になる．放射性物質の除去は現在，薬品を使えば可能だが，大量に必要で環境への悪影響も懸念される．新システムは，自然界に広く存在する細菌が利用され……コストも 10〜100 分の 1 で済むという」．
4) 放射性物質吸い取る細菌 タンザニアで発見（富山新聞 2011・5・27）
以下はこの記事の抜粋である．
「田崎名誉教授（金沢大学）は，ウランの大鉱床があるタンザニアのドドマ近郊約 50 キロの町バヒで，土壌中の放射性物質濃度などを調査した．
電子顕微鏡による観察では，体長数百マイクロメートルの細長い糸状菌の生息が確認された．菌体の周りには粘土鉱物の塊が多く付着しており，この粘土は周りの土壌に比べて極めて高濃度のウランやトリウムなどの放射性物質を含んでいた．……
田崎名誉教授は 1997（平成 9）年のナホトカ号重油流出事故後，石川県沖における調査で石油分解菌の海水浄化作用を確認した．08 年には北國新聞社の舳倉島・七ツ島自然環境調査団副団長として，輪島市沖の七ツ島・大島で，大気汚染物質を取り込む微生物被膜を発見している」．
5) 児玉龍彦：放射線はなぜ危険か．放射線は取り除ける，幻冬社新書，pp. 88, 99-101, 2013. また，岩浅昌幸：人権としてのヒューマン・セキュリティと予防原則．ヒューマン・セキュリティ（松田ひとみ他編），医学評論社，pp. 141-144, 2013 参照．チェルノブイリ事故後 25 年間の記録研究によれば，事故後生まれた子供たちの中に，今日でも甲状腺などの内分泌疾患が 48％，脊椎が曲がっているなどの骨格の異常が 22％見つかった．また体力のない子供が増え，485 人全校生徒のうち正規の体育の授業を受けられるのは 15 人にすぎないという．幼少期からジストニア，高血圧，関節痛などの症状の訴えがある．最近生徒の訴えで多いの

は心臓の痛みで学校の保健室にはこの薬が常備されている．また日に3回救急車を呼ぶこともあるという．

国は対策として，授業短縮などを今も行っている．

同報告書は汚染地帯で生まれた32万人を調べ健康状態を報告している．1992年には子供の22％が「健康」であったが，2008年にこれが6％に減少した．逆に慢性疾患を持つ子供は，1992年の20％から2008年に78％に増加した．事故後26年以上たった今日も給食などの食材の放射能検査を実施しているが，子供の健康状態の悪化を食い止めることはできていないという．

国立放射線医学研究所の研究者ステパーノバ氏は，汚染地帯全域で子供の病気が増え続けていることは統計的に見ても明らかとする．これによれば被災者の子供のうち17年間で，内分泌系疾患は11.61倍，消化器系疾患は5.00倍，筋骨格系疾患は5.34倍，循環器系疾患は3.75倍に増えている．ただし，子供たちの健康悪化の原因は不明な点が多いが，近隣の食品から慢性的に入ってくる放射性セシウムとビタミンの不足が，汚染地帯の子供の健康悪化の理由だと推測している．

キエフにある国立放射線医学研究所の小児科病棟にはウクライナ全域から疾病を持った子供が集まっている現状である．（NHK【ETV特集】シリーズ　チェルノブイリ原発事故・汚染地帯からの報告「第2回　ウクライナは訴える」〔2012年9月23日〕より）

専門家の中から低線量被曝によっても，人体に対し危険があるという，次のような見解が提起されている．市川定夫『環境学』（藤原書店，pp. 232–235, 1990）によれば，「人工放射性核種と自然放射性核種は，生物や人体に対する影響は同じである」との前提は誤っているという．

(http://home.hiroshima-u.ac.jp/er/EV_H_S1.html)

①同研究によれば，自然界に存在するヨウ素やセシウムは非放射性物質であるため，蓄積されても人体に害を及ぼさない．これらは人体にとって必須な物質であり，「進化と適応」の過程を経て体内に蓄積される傾向にある．しかし，人体は放射性と非放射性の違いを認識することができないため，原子力発電所から放出される放射性ヨウ素と放射性セシウムも同じく人体に蓄積される．これらは人体の特定の部位で（ヨウ素は甲状腺に蓄積され，セシウムは心臓，肝臓，腎臓や血管壁に蓄積されて）放射線を放出し，その近隣細胞を傷つけ癌化させる．また放射性セシウムによる，ネフロン破壊を原因とする腎臓病や（膀胱炎），心臓疾患などのリスクが増す．そして，同じく原子力から作られる放射性物質であるストロンチウム90は，カルシウムと類似する化学的性質をもち，人体の骨や骨髄に長期間蓄積されやすい性質をもつ．この結果，細胞分裂の著しい乳幼児期には白血病などの癌の可能性が増す．これら人工放射性核種は人体組織に沈着，濃縮され，近隣細胞に放射線を出し各種疾患の危険性を増大させる，という．

②さらに，同研究は「人工放射性核種は，生体内で著しく濃縮されるものが多く，それゆえ大きな体内被曝をもたらす」という．これは「自然放射性核種には見られない特質」である．つまり人工放射性物質は体内で濃縮・蓄積され，生物がこれまで適応してきた自然放射能とは比較できない影響を人体に及ぼす，という．したがって，問題は当初考えられていた放出放射線の線量ではなく，環境中や生体内での放射性核種の挙動の差異にある，という．天然のヨウ素は，「その100％が非放射性であり，生物は，この非放射性のヨウ素に適応して，哺乳動物なら，それを甲状腺に選択的に集めて成長（甲状腺）ホルモンをつくるために活用す

る性質を獲得している（成長ホルモンをより多く必要とする若い個体ほど，甲状腺にヨウ素を速く集める）．哺乳動物がヨウ素を甲状腺に集めるのは，いずれも天然の非放射性ヨウ素に適応した能力」である．ところが，「原子力によって，(人工的に) 放射性ヨウ素をつくり出すと，進化の途上で獲得した，こうした貴重な適応」が逆に不利に働き，その「放射性ヨウ素をどんどん濃縮して」甲状腺に大きな被曝を受けることになってしまうという．これに対して，自然界の「自然放射性核種であるカリウム40は，天然に存在するカリウムのうちの1万分の1強を占めており，この元素は環境中に多量存在し，生物にとって重要な元素であるから，カリウム40は否応なしに体内に入ってくる．しかし，カリウムの代謝は早く，どのような生物もカリウム濃度をほぼ一定に保つ機能をもっているため，カリウム40が体内の（一部分に）蓄積することはない」．同じく自然界の放射性ラドンは「希ガスであるため，体内に取り込まれたり濃縮されたりすることはなく，肺内から出て行く」という．

6) http://www.globalresearch.ca/how-to-protect-yourself-from-radiation/23768
また，本研究では，体内に放射性物質を取り込まないように室内においてHEPAフィルター付きの空気清浄器などの使用を勧めている．
(http://link.springer.com/article/10.1007%2Fs00411-013-0472-y)

7) 伊藤明弘：放射性物質を除去するみその効用．味噌サイエンス最前線，pp. 1–5，1999.
このほか，渡辺敦光：味噌の放射線防御作用並びにACF抑制作用を引き起こす有効成分の解析の試み．味噌の科学と技術，**51**(12)，2003 参照．

8) 大久保一良：みそ中の成分DDMPサポニンが疾病や老化の原因になる活性酸素を消去．みそサイエンス最前線⑨，1999.
このほか「発酵食品およびその素材に含まれる酸素ラジカル微弱発酵物質の構造とラジカル消去物質」(http://kaken.nii.ac.jp/d/p/07456057.ja.html) 参照．

9) 独立行政法人 放射線医学総合研究所放射線安全研究センター・レドックス制御研究グループの伊古田暢夫グループリーダー，安西和紀チームリーダーらは，2006年財団法人体質研究会の鍵谷勤京都大学名誉教授と共同で行われた研究で，ミネラル含有熱処理酵母に放射線障害を防護する効果があることを，マウスを用いた実験で明らかにした．放射線防護剤の多くは，被ばく前の投与で効果を示すが，今回見出されたミネラル含有熱処理酵母は，放射線被曝後に投与して有効なものである．
(http://www.nirs.go.jp/information/press/2005/index.php?03_24.shtml)

10) http://www.jaif.or.jp/ja/nuclear_world/overseas/f0103.html

11) 福島原発事故以前にもJCO臨界事故（1999年9月），柏崎刈羽原発事故（2007年7月），美浜原発配管亀裂事故（1999年7月）や点検漏れなど相当数に上る．
(http://www.tokyo-np.co.jp/article/feature/nucerror/list/CK2013051502100013.html)
また，このほか http://ja.wikipedia.org/wiki/原子力事故，参照．

4. 人間の安全保障（ヒューマン・セキュリティ）の意義と諸課題

岩浅昌幸

4.1 「人間の安全保障」という概念

　本来,「人間の安全保障」は,もっぱら途上国や紛争国を対象とした概念でした．日本でこの言葉を持ち出しても，いったいどういう問題があるかピンとこないかもしれません．都会でも田舎でも餓死する人はいない，もしくは，迫害され隠れる場所もなく逃げ回らなくてはならないということが，この日本という法治国家ではごく稀な，猟奇的な事件を除けばないと言っていいでしょう．他方，ボスニア・ヘルツェゴビナなど，民族浄化という名の虐殺が行われてきたような地域では，まさに人間の生命が危ぶまれていたわけです[1]．

　2013年に出版した『〈人間の安全保障〉の諸政策』[2]は，新しい試みです．難民高等弁務官で「人間の安全保障」の活動をしてこられた緒方貞子さんが，この本の帯に言葉を寄せてくれましたが，1994年，UNDPという国連機関が初めて世界に打ち出した「人間の安全保障」は，飢餓に悩まされるような国や紛争国の人々を想定したものでした．もともとインド出身のノーベル経済学賞受賞者アマルティア・センが，その論文の中で初めて取り上げた概念でした．「恐怖からの自由」「欠乏からの自由」が，「人間の安全保障」の2つの定義となります．まさにそれらが脅かされている国や，あるいは国の体を成していない地域に住む人々の安寧（あんねい）をどう保障するかが，テーマとなっていました．

私たちの「新しい試み」は，これが途上国や紛争国だけの問題ではなくなってきたことがその動機となっています．バブル期以降の日本の状況においては，餓死する人こそいなくても，まさに人間の安寧が損なわれてきたのではないかと．そしてリーマン・サブプライム・ショックがあって，いっそう極端にひどくなった．さらに追い打ちをかけるように東日本大震災や原発事故が起こり，人間の安寧が損なわれる事態をまざまざと見せつけられたわけです．「人間の安全保障」では，経済的な問題のみならず自然災害やエネルギー，食糧，社会保障の問題などすべてが関わってきます．つまり人間を中心として，360度のあらゆる面において人間の安寧を脅かす状況をどう解決するかが，まさに「人間の安全保障」のテーマといえます．近年は，途上国や紛争国ばかりでなく，経済的に豊かだとされる日本やアメリカ，西ヨーロッパの国ですら，これが喫緊の課題となってきた．そういう時代に突入したわけです．

　従来，「人間の安全保障」の研究は，基本的に途上国対象のエリアスタディ的色彩が強かったのですが，筑波大学の「新しい試み」では，日本をはじめ先進国の人々の安寧も関心事項となっています．東日本大震災が起こるまでは，われわれも途上国のエネルギー安全保障を一つのテーマとして，JICAなどと情報交換しながらネパールやフィリピン，ラオス，カンボジア，ベトナムなどの国々における電力不足地域の小水力発電の普及計画などに関わってきました．しかし2011年に大震災が起こり，「いまは，わが国の人びとの安全保障をまずやらなければならない」と，考えた次第です．

　ところで「人間の安全保障」は最近の新しい概念ではありません．すでに1941年，今から70年以上前に，ルーズベルトとチャーチルが連名で発表した「大西洋憲章」の中では「恐怖からの自由」「欠乏からの自由」が表明されています．全体主義国家とされていたナチス・ドイツや日本と戦うにあたって，これを正当化の理由として掲げていたわけです．戦後の国際連合も，もともとは人間の安全，安寧を保障しようという理念から設立されています．ヒューマン・セキュリティという新しい理論構成となって現れたのは

1994年の『人間開発報告書』においてですが，その底流には第二次世界大戦後の世界秩序の中で打ち出された概念があるわけです．「人間の安全保障」は，ヒューマン・ライツ（人権）とたいへん密接につながっています[3]．

4.2 人間の安全保障の要素

『人間開発報告書』[4]では，「人間の安全保障」が人権と関わる要素として以下の「○○の安全保障」を列挙しています．

「経済の安全保障」…生産的仕事からの基本的収入と最終的手段としてのセーフティネットのことです．

「食糧の安全保障」…基本的な食糧への，すべての人の物理的・経済的なアクセス権を意味しています．

「健康の安全保障」…医療機関へのアクセス可能性です．先進国においてすらこれが脅かされている最たる例は，医療保険がなく高額の治療費によって人々が破産に追い込まれているアメリカでしょう．社会保障制度が整っていないために，大きな怪我や病気をしてしまったときに大きな借金をしなくてはならない．民間の医療保険に加入できる人しか，健康が担保されていないわけです．低所得者向けの制度もありますが，カバーできる範囲に限界がある．TPPに参加して医療が自由化され，日本の医療を民営化しようということになった場合，日本も第二のアメリカのようになる危険性もあるのです．

「環境の安全保障」…水不足，塩害，砂漠化，大気汚染，原発事故，地震，津波，竜巻，洪水などから免れることです．1994年にはすでに，これらの言葉が国連の文書の中に出ていたのです．ところがこの20年各地でこうした災害がすべて起こっている．

「身体の安全保障」…暴力や紛争，薬物乱用から免れることを意味します．日本でも若年層にまで薬物乱用が及んでいるように，先進国においてもこの安全保障が損なわれつつあるのが現状です．

「地域社会の安全保障」…文化的アイデンティティと価値観の形成を提供する地域社会の安全のことです．しかしながら今，グローバリゼーションの名のもとに世界中が単一の金融制度の中で動いており，すべてを一つの価値観，お金に換算するという方向へ向かっているという気がしています．安倍政権になって為替レートが何十％以上も変わってきていますが，すると輸入財が高騰する．一方，日本からの輸出では，かなりのメリットが出るわけです．その影響が，各地の貿易相手国にすぐさま及ぶことになるわけです．

どの国でもそれぞれの地域では過去から培われ，守られてきた固有の価値があるはずですけれども，近年ではそれらがかなり阻害されてきていると感じます．すべてが単一の制度でグローバライズされたとき，経済の問題だけではなく文化的アイデンティティも失われてしまい，固有の文化的社会が維持できないのではないかとも懸念されます．

「政治的安全保障」…特に軍や警察による政治的人権への抑圧，および政府による思想や情報の統制から免れることです．例を挙げれば，捜査令状がなければ逮捕されない，三審制のもとで裁判を受けられる，といった権利です．

これらの安全保障は相互に関連しあい，オーバーラップしていると言えます．こうした文脈において今日，人間の安全保障の3つ目の定義として「尊厳を持って生きる自由」が認識されてきています．「欠乏からの自由」「恐怖からの自由」だけであれば，「動物としての人間の安全保障」といえます．人間の場合はそれに加えて，尊厳を持って生きるからこそ人間だともいえます．まさに「人間の安全保障」の中では，これこそが最も重要ですが，94年の時点ではまださほど定着していませんでした．

この「尊厳」とアイデンティティは密接に関わっています．伝統的社会では，その固有のルールの中でアイデンティティが確立されていくわけですが，今の日本人はある意味での放任の中にいて，いろいろな価値観に右往左往して生きているように思います．今ほど多くの人々が，荒野に投げ出されたような状態でアイデンティティを確立しなければならない状況に置かれて

いるのは，日本歴史上初めてなのではないでしょうか．

したがって「人間の安全保障」とは，単に食糧不足やエネルギー不足，領土問題で他国が侵攻してきたときにどうするかという問題のみならず，精神的価値にまで関係する奥のある，横断的なテーマでもあるのです．

人間の安全保障の内容に関しては他にも様々な概念が提唱されるかもしれませんが，人間の安全を脅かす基本的な事象は，ほぼこれらに帰結するといえるでしょう．それはあまりに概念を広げすぎるのにも問題があるからです．環境権など新しい人権が唱えられるようになってきましたが，憲法学者の間では「人権のインフレーション」という考え方があります[5]．憲法13条の幸福追求権，個人の尊厳のような人権は，人権の中では一番重要だとされています．ここから解釈してゆくことによって，自己決定権やプライバシーの権利，あるいは環境権などが出てくるわけです．25条の「健康で文化的な最低限度の生活を営む」権利は国家による施策という，より積極的な意味を持ちますが，国家は，憲法の中心的価値である国民の人格権，幸福追求の権利を保障しなくてはならないというところから憲法の人権論はスタートしています．すると解釈学で派生的に人権が出てくるわけですが，それがインフレーション化して価値がなくなるのではないかとの懸念があるのです．何でも「自由権」だとなると，それが人権ではなくなって「自由」と単なる「放任」の区別がつかなくなり，「言った者勝ち」になる，インフレーションとはそういう意味です．極端に言うと「人権のバブル化」．「何でも私の自由じゃないか」と言って，果たしてそれが人権なのか？では，敢えて憲法という最高法規においてそれを謳う意味はどこにあるのか．自分の自由を拡大していけば当然，他者の自由とぶつかるわけです．それを調整する原理を探究することは憲法学の重要な役割のひとつです．

ですから，『これも「人間の安全保障」』，『あれも「人間の安全保障」』と言い出すと，人権のインフレーションと同じことが起きて，この概念自体が陳腐化して何の意味もなさなくなるという逆効果が起こってくることでしょう．それを避けるために，「人間の安全保障」の概念に通底する中心的な意

義とは何かを捉えることが重要になってきます.

　法律論では「リーガル・マインド」と言いますが，言った者勝ちの解釈ではなくて，人権を人権として規定して皆で守ろうとする深意はどこにあるのかを，解釈しなくてはならない．そうでなければ何でもかんでも「人権だ」と言い出す輩が出てくる，恐ろしいことになってしまいます．

　人間の安全保障にも同じことが言えます．

4.3　人間の安全保障の理念と日本

　日本では，大平内閣の時代にすでに「総合安全保障」という概念があり，その中には国家安全保障である「国防」だけではなく，人間のコミュニティの安寧を脅かすさまざまな事象に対して，国家は横断的に対応しなくてはならないとの発想がありました．そして 1997 年の小渕内閣のときに，通貨危機に苦しむアジア諸国への救済策のフレームとして，日本が寄附金を拠出して，国連の中に「人間の安全保障基金」が創設されました．外務省においても，2007 年には日本政府の基本方針として「人間の安全保障とは人間の生存・生活・尊厳に対する広範かつ深刻な脅威から人々を守り，人々の豊かな可能性を実現するために，人間中心の視点を重視する取り組みを統合し強化しようとする考え方である」と掲げています[6]．日本でも，この概念はごく最近になって出てきたものではないのです．

4.4　人権の補完機能と人間の安全保障

　ここでは人間の安全保障と人権との関係について考えてみます．
①　人権全般の包括的必要条件としての人間の安全保障
「人間の安全保障」の第一の意義としては，人権の包括的・通底的要素としての機能です．憲法 13 条の個人の尊厳から始まって 21 条の表現・結社の自由，22 条の職業・営業，居住・移転の自由，23 条の学問の自由，26 条の

教育を受ける権利，27条の勤労の権利，29条の財産権などの人権に通底する考え方が「人間の安全保障」です．

国家施策の作為・不作為により最低限度の生活の基盤を失ってしまうことは「人間の安全保障」が損なわれたことであり，「人権侵害」になるわけです．

例えば，今回の原発事故で福島の土地を追われた方々は，そこで営んでいた職を失い，経済的基盤を失った．これはまさに人権侵害であるにもかかわらず，あまり声高に訴えられていないのが不思議なくらいです．「東京電力は国家ではない」のですが，電力網を独占し国家の類似機能を果たしてきたわけです．また，国家はこの独占を許認可によって推進してきました．

東京電力がこうした事故を起こし，国家類似組織および国家が，22条に保障される人々の職業選択の自由や営業の権利，居住の自由を阻害していることになります．危機的な状況に置かれた人々が，人間の安全保障が阻害されたということをもって裁判に訴え出ることができれば，それは人権を補完しうると言える．私は人間の安全保障を，各人権の横串を通すことのできる概念として活用すべきだと提唱しています．

② 予防原則の活用

人間の安全保障においては，予防原則が非常に重要となってきます．「環境に重大かつ不可逆的な影響を及ぼす仮説上の恐れがある場合，科学的に因果関係が十分証明されない状況でも，規制措置を可能にする制度や考え方」です[7]．

この原則はアメリカの先駆的な州やヨーロッパではかなり定着していますが，日本ではまだほとんど浸透していない，先進国の中で非常に遅れていると感じます．科学的証明がなされるのは50年先か100年先かわからない，その間に汚染され尽くす，人間の体が蝕まれ尽くすということがあるかもしれません．人間の安全保障のために，予防原則によってそうした問題を未然に防ぐ枠組みが，特に先進国において必要であると私たちは提唱しています[8]．

4.5 人間の安全保障と国家安全保障

　人間の安全保障は，国家安全保障だけでは解決できない問題を補完的に保障していこうという取り組みの一つでもあります．たとえば，BSE やエボラ，新型インフルエンザなどの感染症は，国境を越えてやってきます．ですから，一国だけで制度を作って対処するのは到底不可能です．グローバル化の進展に伴い，人，モノ，情報，資金が国境を越え往来する状況の中，感染症の蔓延，農作物の安全性，環境悪化，テロ，通貨の暴落，世界恐慌など，国家間で起きてくるさまざまな事象があるわけです．その影響をこうむるのはそれぞれのエリアに住む人々であり，食糧が手に入らない，エネルギーが買えなくなり凍死に至るなど，まさに人間の安全を脅かす事態になる．ですから国家安全保障と人間の安全保障とは，国境の枠を越えて，かつ相互補完的に取り組まなければなりません．各国政府のみならず NGO，民間団体が主体となって，相互協力によって対処することが必要なのです．

　また，人間の安全保障は，国家安全保障という「伝統的安全保障」に対して，「非伝統的安全保障」と言われています[9]．人びとの安全のために，国境を越えるこれら多元的分野の問題への取り組みを補完する機能が，人間の安全保障なのです．したがって，どこかのセクターが主たる責任を追うのではなく，すべての個々人が意識して行動し，政策構築にも関わっていくことが人間の安全保障にとって必要とされます．人間をとり巻く 360 度オールラウンドの分野がテーマになっているわけですから，その主体は多岐にわたり，国家の行う国防のように，ただ受動的に「あてがわれる」ものではないのです．自然災害や世界恐慌などさまざまな脅威が考えられる今日，縦割りのタコ壺社会を脱し，「横串を通す」ことが「待ったなし」の課題と言えるでしょう．

4.6 ヒューメイン・シティー

私が『〈人間の安全保障〉の諸政策』[2]の10章でテーマとしたのは，新技術に基づく「ヒューメイン・シティー」です．「ヒューメイン」というのは「人間らしい」との意味で，先ほどの「尊厳を持って生きる」人間の権利とも通じています．他の人たちとつながっていると感じられ，かつ自分の尊厳が維持されていると感じられるのが，まさにコミュニティなのです．それをどうやって作り出すか，あるいは取り戻すかということが重要だと思います．便利な生活に慣れたわれわれが江戸時代の生活に戻るというのでは，多くの人の賛同は得られないでしょうから，新しい技術を活用してそのようなコミュニティ形成をするべきでしょう[10]．グローバリズム経済発展モデルは，97年のアジア通貨危機や近年のサブプライム・リーマンショックにおいて露呈したように，国家と人々に物質的豊かさを与えることにも成功していないのではないか，と考えます．これから必要とされる生存モデルは，とくにエネルギー，食糧生産，環境に係る新しい技術を活用することがポイントとなるでしょう．経済・環境の持続可能性（sustainability）を保障し，地域コミュニティの自立への貢献につなげようという構想が必要です．

「人間性を尊重する街づくり」の構想に取り組んでいます．これは，21世紀の理念といえるコンセプトだと思っています．環境変動の可能性を織り込んだあらゆる意味での災害に強い街づくりが要請されるのみならず，自然災害や国際紛争など有事が長引いたとしても平常時の機能を維持できる，エネルギーと食糧の独立的確保が枢要だと考えています．

a. 日本の豊富なエネルギー・技術の活用

今日，日本が基本的に輸入に頼っている化石燃料資源は，国際政治の道具ともされるため国際価格が高騰する可能性があり，紛争によって輸入困難となる問題も懸念されています．日本のエネルギー自給率は5％だと言われま

すが，これは先進国の中で際立って低い数字です[11]．エネルギー安全保障の観点から，可及的速やかに自然エネルギーによるベスト・ミックスの方向へ舵取りをしていかなくてはならないでしょう．日本は四方が山や海に囲まれていて，四季折々の変化があります．「変化」はエネルギーを生み出すわけです．また，日本は石炭火力発電で41％という世界最高水準の発電効率を誇っています．発生する二酸化炭素の回収や窒素酸化物，硫黄酸化物の除去技術も進んでいるため，それらも合わせて活用していくことも望ましいでしょう[12]．

b. 自然エネルギーの活用

太陽光発電が注目されていますが，日本の場合は国土が狭く，多湿な気候に加えて曇天，降雨，降雷などの気象条件から変換効率が悪く不利と言わざるをえない．そこで最近，日本近海でのメタンハイドレートなどの開発に期待が集まっています[13]．

化石エネルギーではあるものの，輸入に頼らなくても済むわけです．技術的な課題もありますが，それらを解決して10年ほどの間に実用化が可能となれば，エネルギーの自給が飛躍的に拡大すると言えます．

さらに，日本は火山国ですから地熱発電にも大きな可能性がありますし，新しいタイプの水力発電，あるいはマグネシウムを利用して発生させた水素ガスや炭素電池にも期待が集まっています．これらをすべて活用すれば，海外にも売れるほどのエネルギーに満ちた社会へと変わりうるとも思っています．アイスランドでは，水力発電が72％で地熱発電が28％です．「小さい国だからできるのだ」との声もありますが，地熱発電に利用されているのは日本製の装置なのに，本家・本元の日本ではまだまだ進んでいないのです[14]．

また，私がとくに注目しているのは海流発電です．海流とは1年を通して一定方向へと流れています．日本領海内の海流にプロペラを回転させる発電装置を設置すれば，莫大な電気エネルギーを産出することが理論上可能です．いわゆる小水力発電については，河川は国土交通省の管轄で，小さい川

だと県の管理，灌漑施設は農業組合や治水組合といったように，行政が縦割りになっていて不便ですが，海流は沿岸から離れており一元的管理が可能です．国がテコ入れして開発を進めるとすれば，現状をどう動かしていくか，どこから乗り出していくかということですね．いま，民間と大学のグループがNEDOの補助金を使い海洋発電の実験を行っています[15]．また私が注目している魚型プロペラを用いた発電装置では，垂直に伸びた大型のブイの先にプロペラを取り付け，錨を降ろし，ブイを浮かせておきます．海流は一定方向に流れていますが，このブイは360度回転するわけです．今後いっそう発電効率のいいプロペラの開発にしのぎを削っていくことになるかと思いますが，とにかく日本の黒潮は莫大なエネルギーを秘めているので，すぐにでも海流発電に着手すべきです．北半球で同じような条件の場所は，アメリカ・フロリダ沖のメキシコ湾流くらいのものでしょう．

c. 天然資源・都市鉱山の活用

それから，日本近海にはレアメタルが多く含まれる海底熱水鉱床が多いです．鉱床から抽出するためのコストがまだまだ高いのですが，日本は世界第4位の海水体積，第6位の海水面積を有し，この海底には金，銀，銅，鉛，亜鉛，ガリウム，テルルなどが豊富に含まれています[16]．また，日本には都市鉱山と言われる資源の宝庫があります．金の天然含有量が6000トンで世界一の南アフリカに対し，現在，日本国内の電化製品や自動車などに含まれる金の総量は6800トン．銀は，天然含有量5万トンの世界一のポーランドに対し，日本には6万トンあるのです．これらをうまく活用し，またリサイクルの低コスト化さえ実現すれば，日本は多くの資源の存在する国となります．

d. 新エネルギー技術

筑波大学で行われている，藻類から油を作る研究は，光合成で炭化水素をつくる「ボトリオコッカス」という緑藻に着目したものです．日本の現在の

休耕田をすべて使えば，日本が輸入している石油のエネルギーをすべて賄えるとの試算が出ているのです[17]．さらに，産油効率が従来の10倍見込める藻類株も発見されているといいます．ただ，二酸化炭素もその分10倍吸収するので，通常の大気中では生育できません．そこで，たとえばプラントを火力発電所や工場などに隣接させるか，パイプラインで二酸化炭素を引き込み連結すれば，単位当たり10倍の油を生み出すことができるわけです．

また，変換効率の悪い太陽光発電に比べ，太陽光を太陽炉で集光して汽力発電やスターリングエンジンの熱源として利用する太陽熱発電は，蓄熱により24時間の発電ができるうえ，導入費用が安いので，今後注目されるでしょう[18]．

e. 省エネルギー・効率化技術

最近は，地中熱の実用化も進んでいます．これまでの地熱利用技術では，大型重機を持ってきて100 mほど掘削する必要がありましたが，浅部地中熱利用空気循環型・省エネ装置では，5 mほどで済みます．地中でのこの深さは，1年を通して温度がほぼ一定であることが知られています．夏場は外気温が33℃になり，冬は外気温が0℃になる一方，地中は年間を通して15℃から18℃ほどを保っている．すると，空気中からパイプを通して地中熱で温めることで暖房の効率が上がり，逆に夏は地中熱で空気を冷やすことができます．こうした技術がすでに確立しているので，補助金をつけて全国的に広げるべきだと思っています．この装置を導入すれば，自然エネルギー利用の省エネになります．

さらに，断熱ペイント技術の開発も注目に値します．これは，宇宙船が大気中に突入するときに，摩擦熱で先端部が燃えてしまうのを防ぐための技術を転用した高断熱性の塗料です．これを皿に吹きつけて，下から火をあてても，皿の上はまったく熱くならない．熱をほぼ完全にシャットアウトしてしまうわけです．特殊セラミックとアクリルシリコン樹脂で作られているので無害なうえ，珪藻土以上にタバコなどの臭気を吸収する役割も果たしてくれ

ます．各家庭のエネルギー使用量を無理せず抑え，快適な住環境を作ってくれると期待されている技術が日本にはあります．

f. 食糧技術・農業技術

食糧生産の分野でも，新たな技術革新によって環境汚染の危機を乗り越えなければならないとの動きが始まっています．不耕起農法や微生物利用農法などの肥料削減型農法の研究や，植物工場の普及など，世界の食糧安全保障に貢献しうる先進技術が日本にはあります[19]．

植物工場の技術をより進めれば，シベリアでもサハラ砂漠でも，基本的に光と水さえあれば食糧を生産できる．海水を真水化して水を作り出す技術も日本は世界最先端です．

自然エネルギーや効・省エネルギー，そして食糧生産の新技術への明確な方向転換は，従来の石油メジャーや穀物メジャーの支配を脱し，人間の安全保障と国家安全保障への貢献につながるというのが，われわれの提言です．

人間の安全保障はあらゆる分野にわたっています．つくば市にある中央農業総合研究所の横山先生は，「メイド・バイ・ジャパンが世界の食を救う」という著書を出されています．日本は世界的に見ても非常に恵まれた国で，1 cm^3 あたり何十億という土壌細菌が存在し，これはフランスの倍にあたります．不耕起農法は日本には非常に適しており，化学肥料に頼らない農業ができる可能性があるわけです．手を加えていない，豊かな腐葉土は，病害虫に対して非常に強い耐性を持っていて，それらをはねのける力がありますが，草を刈ってしまうなど，ヘタに手を加えるとかえってその力をそぐといいます．しかし，これはかなりリスキーで実験的だということで農家の方々はやりたがらない．しかし，映画「奇跡のリンゴ」の木村秋則さんはそれに挑戦されたわけです．非常においしいリンゴができるそうです．横山先生は，日本のこの豊かな土壌には微生物の多様性があることによって，病害虫にやられない性質を持っていて，これをうまく活用すれば日本のこれからの農業は大きく変わるのだと言っています．土壌細菌の存在がわかってきたか

らこそ，評価されてきたという意味では，不耕起農法も今日の最新科学に裏打ちされた新技術といえるでしょう．

g. 微生物活用による除染・電磁波の問題

また，微生物に表層土壌の放射性物質を軽減する働きがあるという議論も出ています．チェルノブイリは冬は凍ってしまうので微生物が少ない．事故直後と今を比べても，放射性物質の数値はあまり変わっていません．現在でもウクライナのある小学校では，485人の小学校の生徒のうち正規の体育の授業に出られるのはたった15人という報告があります．事故後，三世代目にあたる今日でも幼少期からジストニア，高血圧，関節痛などの症状を訴える子どもが多い．被災後17年間をみると，事故前の統計と比べ，内分泌系疾患で11倍，消化器系疾患や筋骨格系疾患は5倍，循環器系疾患は3.75倍に増えているといいます[20]．空気中からだけではなく，放射性物質はやはり慢性的に食物や水からも入ってくる．日本は微生物の多様性があるため，そこまでの心配はしなくてもいいという研究者がいます．

私はこの10年ほど，電磁波の影響に関心を持っています．われわれ日本人は，一部の民間団体の活動を除いて電磁波の人体に与える影響への認識が非常に乏しい．予防原則について述べましたが，ヨーロッパやカナダではまさに予防原則に則った措置を政府が進めていて，たとえば高周波を発する無線LANは制限されています．高周波については，メラトニン分泌が減少し，不眠症，めまい，頭痛，心臓疾患，生殖器系疾患，神経系疾患の割合が高くなるという研究があります．そして，「携帯電話から出るマイクロ波が記憶力減退，血圧変化，集中力欠如などの諸症状を引き起こすおそれがある．妊娠中に携帯電話を定期的に使用した女性には行動障害の子どもが生まれる可能性が高くなる」と指摘されています．また，低周波の磁界が変動すると体内に電流が発生し，体中が帯電した状態になります．これらはDNAの損傷や酸化，カルシウム代謝へ影響を及ぼすとも説かれており，乳がん，白血病，心臓疾患，脳腫瘍，筋萎縮性側索硬化症，アルツハイマー病，慢性

疲労を引き起こす危険性がある．また，セロトニンやインスリンの分泌が減少し，うつ症状や糖尿病との関係が指摘される．との調査結果も発表されています．各種の電磁波にさらされることで，電磁波過敏症になるケースの増加も疑われています．各国ではこうした研究の例が増えています．日本でも，慎重な規制が実施される必要があると思います[21]．

このように放射能や電磁波などにより，安全が徐々に蝕まれていっている状況は一般に見過ごされがちですが，これは今，「人間の安全保障」の一つの盲点になっていると思っています．

（本稿は NPO 法人循環型社会研究会や首都大学東京における公開講演会の内容を基に加筆修正したものである）

注・文献

1) http://www.ipsnews.net/2006/03/intl-womens-day-bosnia-rape-victims-forgotten/
2) 岩浅昌幸・柳平彬編：〈人間の安全保障〉の諸政策，法律文化社，2012．
3) データベース『世界と日本』日本政治・国際関係データベース 東京大学東洋文化研究所田中明彦研究室「大西洋憲章」
   http://www.ioc.u-tokyo.ac.jp/~worldjpn/documents/texts/docs/19410814.D1J.html
   篠田英朗：安全保障概念の多義化と『人間の安全保障』pp. 61–62．
   http://home.hiroshima-u.ac.jp/heiwa/Pub/31/shinoda.pdf
   アマルティア・セン（東郷えりか訳）：人間の安全保障，集英社新書，pp. 40–43，2006．
4) UNDP, Human Development Report 1994, published for United Nations Development Programme, Oxford University Press, pp. 22–24, 1994. 参照
   なお，日本語版は以下．
   http://www.undp.or.jp/HDR_J/HDR_light_1994_Japanese_Version.pdf
5) 「人権のインフレーション」については，国会においても話題に上っている．
   参議院憲法審査会事務局 宇津木 真也「新しい人権―第 183 回国会の参議院憲法審査会における議論②―」参照
   http://www.sangiin.go.jp/japanese/annai/chousa/rippou_chousa/backnumber/2013pdf/20130903105.pdf
6) http://www.mofa.go.jp/mofaj/gaiko/bluebook/2006/html/framefiles/honbun.html
7) 「ウィキペディア」https://ja.wikipedia.org/wiki/%E4%BA%88%E9%98%B2%E5%8E%9F%E5%89%87
   また，1992 年のマーストリヒト条約で環境政策上の基本原理として「予防原則（precautionary principle）」の概念が導入されている．
8) 岩浅昌幸：人権としてのヒューマン・セキュリティと予防原則；増茂正泰：化学物質・電磁波と疾病．ヒューマン・セキュリティ（松田ひとみ他編），医学評論社，pp. 137–157，158–

175, 2013.
9) 山影進：地球社会の課題と人間の安全保障．人間の安全保障（高橋哲哉他編），東京大学出版会，p. 13, 2010.
10) ところで外国人には江戸時代の日本人が幸福そうに見えたという記述がある．
"ヒュースケン（通訳）の日記　1857（安政4）年12月7日
いまや私がいとしさを覚え始めている国よ．この進歩は本当にお前のための文明なのか．この国の人々の質樸な習俗と共に，その飾り気のなさを私は賛美する．この国土のゆたかさを見，いたるところに満ちている子供たちの愉しい笑声を聞き，そしてどこにも悲惨なものを見いだすことができなかった私は，この幸福な情景がいまや終わりを迎えようとしており，西洋の人々が彼らの重大な悪徳を持ち込もうとしているように思われてならない．（渡辺京二：逝きし世の面影．平凡社ライブラリー，p. 11, 2005)
11) エネルギー白書2014（経済産業省 資源エネルギー庁），p. 8.
2012年時点ではエネルギー自給率が約6%でOECD諸国中第33位．ただし，原子力を含めた推計となっており，原子力を考慮に入れなければ，エネルギー自給率は約5%となる．
12) 総合資源エネルギー調査会（経済産業省 資源エネルギー庁）．
http://www.enecho.meti.go.jp/committee/council/basic_policy_subcommittee/mitoshi/005/pdf/005_07.pdf
石炭火力発電については，現在「石炭ガス化火力」の技術開発が進められており，さらなる効率化が期待されている．
13) 橘川武郎：メタンハイドレートで日本は資源国になれるか（PRESIDENT ONLINE 2014年4月14日）．
http://president.jp/articles/-/12963
14) 竹田忍：電力の3割が地熱 アイスランド，蒸気使い尽くす技（日本経済新聞, 2015年4月28日）．
http://www.nikkei.com/article/DGXMZO86049260T20C15A4000000/
15) http://www.nedo.go.jp/content/100544821.pdf
16) 「南鳥島沖に高濃度レアアース，中国鉱山の30倍超す 海洋研究開発機構・東大が発表」（日本経済新聞 2013年3月21日）．
http://www.nikkei.com/article/DGXNASGG2100M_R20C13A3MM0000/
17) 渡邉信「戦略的創造研究推進事業 CREST 研究領域『二酸化炭素排出抑制に資する革新的技術の創出』研究課題『オイル産生緑藻類 Botryococcus（ボトリオコッカス）高アルカリ株の高度利用技術』研究終了報告書」p. 2.
http://www.jst.go.jp/kisoken/crest/research/s-houkoku/13_02.pdf
18) 太陽熱発電の詳細については，以下を参照．
「NEDO 再生可能エネルギー技術白書」（国立研究開発法人 新エネルギー・産業技術総合開発機構）第5章 太陽熱発電．
http://www.nedo.go.jp/content/100544820.pdf
19) 不耕起農法に関する研究
魚住順：不耕起栽培の概略と東北地域への導入適性．日草誌, 57(3)：156-161, 2011.
http://ci.nii.ac.jp/els/110008897964.pdf?id=ART0009855985&type=pdf&lang=jp&host=cinii&order_no=&ppv_type=0&lang_sw=&no=1435124620&cp=

不耕起農法は，土壌侵食抑制に効果的だと言われている．
及川隆光・山口朋美・秋葉勝矢：有機水稲栽培とその不耕起栽培に関する調査研究，鯉淵研報 28, pp. 58-76, 2012.
http://www.koibuchi.ac.jp/about/report/28/pdf/report28_07.pdf
"【内容】水稲の不耕起栽培 6 年間の研究結果から，不耕起栽培は研究開始初年度は耕起栽培より収量が低かったが，両者間の収量差は徐々に小さくなって，6 年目にはほぼ同等の収量が得られるという結果となっている．これは不耕起栽培においては土壌環境が改善されてゆくとされる研究報告の証明となる．"
微生物利用農法について
NHK クローズアップ現代「微生物とつながる農法」（2010 年 11 月 1 日放送）
http://www.nhk.or.jp/gendai/kiroku/detail_2958.html
"【内容】植物の体内に入り込む微生物「エンドファイト」は，植物の成長を早めたり，病気や虫から植物を守る効果があることがわかり，肥料や農薬に代わるものとして期待されている．"
植物工場について
「植物工場事例集」（農林水産省・経済産業省，2009）
http://www.meti.go.jp/policy/local_economy/nipponsaikoh/syokubutsukojo_jireisyu.pdf

20) チェルノブイリのその後については以下に詳しい．
Ministry of Ukraine of Emergencies, "Twenty-five Years after Chornobyl Accident: Safety for the Future" National Report of Ukraine 2011.
https://docs.google.com/file/d/0B9SfbxMt2FYxZmdvWVNtMFkxXzQ/edit

21) 詳しくは，前掲「人権としてのヒューマン・セキュリティと予防原則—放射能と電磁波の健康への影響を考える—」pp. 144-157.
荻野晃也「電磁波問題と予防原則」pp. 116-122.
http://repository.kulib.kyoto-u.ac.jp/dspace/bitstream/2433/97787/1/KJ00004705755.pdf

おわりに

　本書の各テーマでは，日本を含む先進国・途上国を問わず，化学物質・電磁波や低濃度放射性物質が，人びとの体内環境を障害・汚染している状況を疑い，その障害機序についての仮説と，その害を防ぐための方法論について検討した．とくに酸化と還元という視点からこれら諸問題に共通する機序について統合的仮説の提示を試みるものである．本書の議論に触発される読者により，これらの分野の今後の研究が促進されることを望む．

　さて，著者達がこれらのテーマに取り組んでいるのにはもう一つの問題意識がある．それが「人間の安全保障（ヒューマン・セキュリティ）」である．現代に生きるわれわれを脅かす諸事象の中で，化学物質・電磁波・放射性物質による体内汚染は，それらが目視できないだけに見過ごされ，実は質（タチ）の悪い，「人間の安全保障」に対する重大な侵害だという認識である．この「人間の安全保障」は人間の安寧を阻害する360度の諸分野の脅威からどう免れるかということを課題としている．※本書の最後に「人間の安全保障（ヒューマン・セキュリティ）の意義と諸課題」と題して過去講演録の加筆修正稿を掲載したことはかかる理由による．

　また，一般読者のために，巻末に今井敬喜医師に特別寄稿をいただいた．これにより本書の内容のより深い理解につながるものと期待している．

　なお，濱川一郎氏には，多くの助言を頂きました．そして，口絵・装丁で，各内容を図版にされた山下祐晟氏の御尽力に感謝します．

　最後に，出版を引き受けて頂きました筑波出版会の花山亘氏に深謝します．

　2016年1月

岩浅昌幸

※ヒューマン・セキュリティ（人間の安全保障）の射程範囲は多岐にわたる．そこで「ヒューマン・セキュリティ学（人間の安全保障学）」をあえて，「人間の安全を脅かす諸問題を総合的に把握し，諸科学分野の成果を活用しつつ諸問題の解決に係る方法論・政策論の構築をテーマとする」と定義したい．

〈特別寄稿〉

地球の健康とヒトの健康

今井敬喜

　「ヒトはヒトゲノムとマイクロバイオゾームが共生する超有機体（superorganism）である」という概念をJ.Lederberg博士が発表し，生物学者や医学者に注意を喚起して以降，21世紀の医療に大きな変革が起こっています．すなわち，今からたった数百万年前にこの地球上に誕生した人間（ヒト）は祖先（直接的には父母）から頂いた遺伝子に支配される60兆個の細胞だけで生きているのではありません．地質学的進化論から見れば，つい最近生まれたばかりの「ヒト体細胞」が外界と接する皮膚や粘膜には宇宙線の降り注ぐ地球誕生期，氷河期など過酷な環境に耐えて30億年以上も前からのゲノムを継代して生きている500種類以上の微生物（microbiosom）が共生しているのです．しかも，この微生物は常在して如何にも人体の一部と化して人体をマントのように被い，あらゆるストレスから体細胞を護っているのです．

　今では体細胞ゲノムを第一のヒトゲノム，共生する微生物のゲノムを第二のヒトゲノムと呼んでいます．

　この壮大な，深い共生関係（絆）は切っても切れない関係なのです．地球（土）からの自然の贈り物，「腸内細菌叢を構成する細菌（bacterial flora）」だけでも，その数，何と1200兆個以上にも及ぶと言われています．私たち人間と共生し，われわれの身体の一部分と化している微生物（microbiosom）の先輩であるこのDNAは生命誕生からの歴史を記憶して，後輩のヒトゲノムに支配される体細胞に，この地球に「うまく生きる」術を教えているのでは？と想定するのは思いすごしでしょうか．

(1) 地球環境の激変

　地球（ガイア）はその誕生（46億年前）以来，取り巻く宇宙の幾多の不連続点（激変）を乗り越えて今に生きてきました．150億年前「Big Bang（膨張宇宙の誕生）」で始まった大宇宙は，自由に運動する正負に荷電した原子密度の高い星雲が収縮を始め，生成した物質の大部分が「太陽」を形成し，残りの物質から地球などの太陽系天体（惑星・衛星・彗星など）が形成されたという．このとき同時に大小無数の隕石や微粒子（物質）が錯綜して飛び交う，私たちの住む「太陽系宇宙」が誕生したのです．

　当時（46億年前）の原初固体地球には大小さまざまな隕石（小惑星）が衝突し，その表面は高温となり溶けて「マグマの海（magma ocean）」の状態であったと想定されます．Big Bangと共にできた大気（一次原始大気）は量が多く，気圧が強大であったため，その揮発性成分の一部がマグマの海に溶け込んだと考えられます．固体地球の形成後まもなく強烈な「太陽風」が約一千万年に互って襲来し「一次原始大気」は遙か大宇宙の彼方に吹き飛ばされ，地球を包む空間は一時真空状態になった．ここにマグマの海に溶け込んでいた揮発性物質が放出され，今の大気につらなる「二次原始大気」が成立したと言われています．

　この二次原始大気こそ，現在の地球上（気圏・水圏・生物圏）に存在する全ての物質の根源であり「生みの母」なのです．その組成は「水蒸気（H_2O）」が最も多く，次いで「炭酸ガス系」（$CO_2/CO/CH_4$），以下 Cl > N > S と続き，残りが希少ガス（Ar/F/H/He/B/Brなど）と考えられます．水素ガス（H_2）やヘリウム（He）のような極めて軽いガスは宇宙の彼方に飛んでしまってわずかしか残っていないため，水素ガスの分圧によって地球の大気の物質が「還元型か酸化型か」どちらで存在するか決まることになったのです．

(2) 植物プランクトン（藍藻と珪藻）は生物繁栄の起点

　一般には原核単細胞生物「藍藻類（シアノバクテリア）」こそ生物進化の起点だと考えられています．この藍藻類やそれに続く珪藻類は増殖力が極めて旺盛で，今でもプランクトン（浮遊生物）や底生生物として，あるいは単独で，あるいは連鎖して増殖を続けています．ここから「食うか食われるか」の「食物連鎖」が始まるのです．

　藍藻類や珪藻類は細胞内に「同化色素」（葉緑素の元祖）をもって「光合成」を営んでいます．この葉緑体の元祖「同化色素体」は，元々生物進化の過程で大気や海の炭酸ガスを処理する手段を進化させた原核生物が「細胞内共生」してできた細胞内小器官なのです．

　真の光合成は後に（7〜8億年前），海中で胞子植物が「葉緑体（葉緑素）」を誕生させてから始まるのですが，この色素も無機物（CO_2とH_2O）から「太陽エネルギー（光）」の力を借りて有機物を合成し，大気中の炭酸ガスを固定し，一方では酸素を放出し海中や大気中の酸素濃度を高め，生物が住める環境を造り生物進化過程に一大変革期をもたらすことになったのです（biological pump）．

　38億年前，深海で誕生した原核生物のうち，微かな太陽の光を頼った一群に「藍藻類」がありました．「シアノバクテリア」として誕生したこの種は，今でも「植物性プランクトン」（浮遊生物）として海中の全ての生物の餌として重要な役割を果たし，「食物連鎖」の起点となっています．前述したように，このシアノバクテリア（藍藻類）は光合成によって酸素を作る細菌の仲間で，細胞内小器官が未発達の「原核生物」です．単細胞性ですが，ときに連鎖したり，寒天状の物質に包まれて群体をつくるものなどさまざまです．

　海水（後に淡水にも棲む）の光の届くところなら，どんな水域にでも分布し，浮遊して光合成を営む生物を「植物（性）プランクトン」と呼んでいま

す．このプランクトンの一群は赤潮の主原因となる「渦鞭毛藻」，$CaCO_3$ の殻をつくる「ハプト藻」（円石）や「珪藻」など，単細胞から連鎖群生をなす多細胞生物まで大小さまざま（原核緑藻：0.5 μm から珪藻：5 mm）ですが，今も昔も地球環境を左右するほどの影響力をもつ存在です．

太古の時代爆発的増殖で大気の CO_2 を固定し，O_2 を海中および大気に放出し，地球の環境を一変させた「藍藻類（シアノバクテリア）」は現在でも「珪藻類」と共に植物プランクトンの代表格で「海中と陸上生物の元祖」すなわち「食物連鎖の出発点」として重要な役割を担っています．以降年代が進むと「真核生物」が勢力を伸ばしてきますが，依然として植物プランクトンの主力は葉緑素を持ち独立栄養を営む単細胞生物で，一部は紐状に連鎖し日光の届く水深 200 m 以内を浮遊しています．この「植物プランクトン」は原初の地球で Mg を含む同化色素の触媒の下，無機物（CO_2 と O_2）に太陽エネルギーを吸収して有機物を造り出し，大気中の CO_2 を炭酸固定し，O_2 を大気中に放出し，地球環境を生命体の住める環境に一変させ「地球生命体の元祖」となったのです．これを動物プランクトンが食し，次々と食物連鎖を重ねながら，より大きな生物が生まれ育まれてきたのです．

別名「海の牧草」と呼ばれる「珪藻類」は種類が多く，地球上に 10 万種以上存在します．地球上あらゆる水域，季節に適応し繁殖し旺盛な増殖力を示し，特に春や夏に大量発生し赤潮を形成しますが，渦鞭毛藻やラフィド藻などのように魚介類や人間に対して毒性を示すものはほとんど知られていません．したがって，珪藻の多くは他の藻類が減少する秋や冬にも増殖するため，藻類をエサとする生物にとって命を支える重要な食物です．

珪藻はどの種も「ガラス質」（ケイ素）の硬い殻（上殻と下殻）に包まれており，殻の構造から海水中に浮遊しながら生活する"円心目"と海藻や岩に付着して生活する"羽状目"の二種に分類されます．茶色の「葉緑体」をもち光合成を行います．

(3) 不溶性ケイ素と水溶性ケイ素

　ケイ素［Si］：シリコンは火山から噴出した溶岩マグマが冷えてできるさまざまな岩石の主成分です．ガラスや水晶などの宝石の成分も「ケイ素」です．地球のマントルや地殻では酸素に次いで多い元素で，多くは酸素と結合して「二酸化ケイ素（シリカ：SiO_2）」，または各種金属元素と結びつき水に溶けない「ケイ酸塩」の形で存在しています（ケイ素は14族（炭素族）元素の一つで，原子番号14，原子量28.09．遊離状態では産出せず，岩石中に酸化物やケイ酸塩として大量に存在し，地殻中の存在量は酸素に次ぎます．単体のケイ素は暗青色の正八面体か褐色の無定形固体．高純度のものは典型的な半導体で，金属と非金属の中間の性質を持っています）．

　海底に溜まった泥が長い年月かかってできた地層は，ケイ素を骨格に持つ珪藻類の死骸や有機物が堆積した，いわゆる「珪藻土」です．植物（海藻を含む）はこの「土」から土壌内細菌の助けを借りて水溶性になったケイ素を汲み上げ，茎・葉・樹皮・実・もみ殻などの［硬い部分］に蓄え，外界の紫外線などのストレスから身体を護っているのです．

　人間も例外ではなく，細胞（特にミトコンドリア）や重要な臓器にケイ素を蓄え，その強い抗酸化力を使って身を護っています．「ケイ素（Si）」はそれ自身"酸素"と結合しやすく，物質を酸化（腐敗）させない「強い抗酸化力」を持つ物質です．

　強い抗酸化力を持つ「ケイ素成分を多く含む食品」特に植物繊維などは，腸内の酸化・腐敗を防いで腸内環境を整え，腸粘膜から「水溶性ケイ素」として吸収され，私たち人間の体細胞を外界のストレスから護り，健康増進・維持に重要な役割を果たしているのです（二酸化ケイ素は，どんなに微細にしても水には溶けません．したがって腸から吸収もされません．水溶性のケイ素は，海藻を含む植物が根で土壌［土］から吸い上げ，茎・幹・実・タネなどに蓄え，体を強くして紫外線などの外的ストレスから身を護っているの

です．さらに，これを人や動物は食べ物として摂取して健康を保っています．ケイ素を多量に含む植物繊維には「水溶性」と「不溶性」がありますが，不溶性を吸収しやすい可溶性ケイ素にするには，(1) 腹八分目に食し，胃の中で強酸[pH：2]の「胃酸（塩酸）」に晒し，分解して水溶性にする，(2) 食物繊維食品を長期間「発酵」させ水溶性に変える発酵食品・酵素食品とする，(3) 食物繊維食品を長時間煮込むことによって繊維を分解し水溶性に変える野菜スープなどがあります）．

（4） 身体構成要素：細胞は酸化による老化を防ぐためにケイ素で護られている

私たちの身体を構成する60兆個の体細胞には細胞内小器官として，細胞内「変電所」にも例えられる［ミトコンドリア］が存在します．このミトコンドリアの主成分は「ケイ素」です．ミトコンドリアは地質学的太古を辿れば，原始細胞どうしの共生によって誕生した「細胞内小器官」であることが判明しています［オルガネラ共生発生説］．すなわち，太古の昔に生息していた細菌の一種，"取り込んだ栄養素を大気中の酸素を使って膨大なエネルギーに変える機能を獲得した"「アルファ・プロテオ細菌」と呼ばれる微生物に由来すると考えられているのです．

ミトコンドリアは真核生物と呼ばれる生物種のあらゆる細胞に含まれる細胞内小器官（organella）ですが，元は"アルファ・プロテオ菌"と人の先祖となる"紐状の二重ラセン型DNA"に支配される原始細胞とが共生し，役割を共有し細胞の一部となったものなのです．したがって，その主な働きは生命維持に不可欠な生物エネルギー物質「アデノシン三リン酸」（ATP）を産生することです．ミトコンドリアが不調になると，活性酸素などの"フリーラジカル"が大量に発生し「万病の原因」となります．

通常は一つの細胞内にミトコンドリアは数百から数千個含まれ，人体は60兆個の細胞の集合体であることを勘案すれば，人体が保有するその総数は数京個にのぼると考えられます．ヒトの全ミトコンドリアの量は体重の

1/10を占めると概算されています.さらに,ヒト固有のラセン型DNAとは別に,ミトコンドリアはそれ自身固有のDNA(リング状DNA)をもって自己増殖を営んでいます.そして生命維持に不可欠のエネルギーを生産するばかりでなく,がん細胞や悪性ウイルスに感染した細胞,老化した細胞などの「アポトーシス」に関与し,正常細胞組織の安定化に大事な役割を担っていることがわかっています.この意味で「ヒトは二つの生物が合体してできた"ハイブリッド生命体"だ」とも言われています(ミトコンドリアは長径:1～5 μm,短径:0.5 μm程度の,割面は草履のような小体ですが,その大部分が「ケイ素を含んだ」膜構造で,この膜小体内部の襞で面積を広げた膜面にはチトクロームなどの酸化還元に関与する酵素粒子が付着し活動しています.したがってミトコンドリア内では,ちょっとした不具合でも「活性酸素」が大量に発生し,さまざまな病気の原因となってしまうのです.抗酸化力の強いケイ素は,この防備装置として働いていると考えられます.このケイ素は地球「土」から生物への貴重な贈り物なのです).

(5) 海中(海水)生物より陸上(淡水)生物へ

さて,藍藻や珪藻などの植物プランクトンは爆発的に増殖し,原始海水や原始大気の成分を一変させ,大気や海水を現在の状態に近づけたばかりでなく,その寿命は短く,その大量の死骸は「有機的堆積岩」(stromatolite)を造り出しました.これが元々SiO_2やケイ酸塩鉱物を主成分とする火山岩(流紋岩:石英・カリ長石・黒雲母・輝石)と炭酸固定の結実(montmorillonite:ベントナイトや白陶土などの粘土)と混成し新しい地層を形成したのです.この新しい混生物が地殻変動(隆起・褶曲による造山運動や噴火など)およびその後の風化によって陸土となり「土壌内細菌」が棲みついて「地上の土壌」になったといわれます.したがって,陸上の土壌には豊富な有機物質と共に大量のケイ素が含有されているのです.

土壌内のケイ酸塩や二酸化ケイ素は不溶性のものが多く,土壌内細菌の分

解作用（腐敗/発酵）により水溶性に変化したケイ素のみが海藻（海草）や植物の根から吸収され，根・茎・皮や種などの硬い部分に蓄えられ，ケイ素の強力な抗酸化力で紫外線などの傷害から内部を護っているのです．ゆえに太陽光の届く浅海200m以内とくに浅瀬に繁茂する海草類や太陽光が燦々と降り注ぐ陸上植物の硬い部分はケイ素が豊富に含まれています．**こんな植物や海草に含まれる食物繊維を多く食べ「腸内常在細菌」によって発酵し水溶性ケイ素を取り出し，体内に吸収すれば，その強力な抗酸化（還元）力により多くの病気から免れることができると考えられます（自然免疫）**．そればかりではありません．細胞内のエネルギー生産工場「ミトコンドリア」の膜の主成分はケイ素です．ATP産生は主にこの細胞内小器官内の酸化還元酵素（チトクロームなど）の働きによっています．したがって，ここでの不具合は余分な「活性酸素」を生み出します．これが核酸（DNAとRNA）や膜構造などを傷つけないように，すなわちケイ素がその強力な抗酸化力を発揮し活性酸素を還元して無毒に変えてしまうのです．

　前述したように，ミトコンドリアは細菌（アルファ・プロテオ菌）の「細胞内共生」によってできた細胞内小器官です．したがって，それ自身DNA（ミトコンドリアDNA）を持っていて「自己増殖」が可能です．その主成分はケイ素ですから，食材料は「食物（植物）繊維」を豊富に含んだ「海草や植物」だということになります．私たちの活動エネルギーの元は生物学的エネルギーの蓄電池：ATPですが，これがミトコンドリアで生産されることを考えると，ケイ素を豊富に含む植物（海藻を含む）こそが私たちの自然免疫力の源であり，活力の源泉だと言うことになります．

　さて，太陽光と酸素を求めて進化を重ねたシアノバクテリアを初めとする単細胞原核生物は群生や細胞内共生などで過酷な環境の変化に適応し，遂に「葉緑体」や「ミトコンドリア」などの細胞内小器官を発達させ「多細胞有核生物」まで進化しました．

　まず太陽光の降り注ぐ浅瀬で5～6億年前「胞子植物」が誕生しました．すなわち「緑藻類」です．葉緑素（クロロフィル）を含む色素体（葉緑体）

を有し「光合成」を営む緑色の藻類です．体の構造や生殖法は多様で海水や淡水に生育します．単細胞のもの（クロレラ）・糸状のもの（アオミドロやホシミドロ）・多細胞のもの（アオサやカワノリ）などがあります．

　目で見ることができる大きな海産植物は「海藻」と呼ばれ，その色から「緑藻」「褐藻」「紅藻」に分けられますが，実は基本的には「葉緑素」の違いによるのです．このうち緑藻（アオサ藻）の葉緑体に含まれる光合成色素の組成は，現在の陸上植物と同じ葉緑素（a + b）を持っています．すなわち，全ての陸上植物は先カンブリア期の5〜6億年前に上陸に成功した緑藻の子孫なのです．

　一方，褐藻（ワカメやヒジキなど）は海洋で最も繁栄に成功した植物であり，しばしば大規模な海中草原や森林を形成します．ここは魚介類の棲家であり，陸上の森林・草原と同じく「地球の生態系」（生物多様性）を支える重要な"場"を造っています．

　紅藻（紅藻類・紅藻植物）は暖海に多く，岩に固着しています．フノリ・アサクサノリ・テングサなど葉緑素や紅藻素をもった藻類の一群です．

　地上では本来のケイ素を主成分とする地球岩石の風化物と原始生物のデトリタスからできた有機堆積土から「陸土」が造山現象により誕生し，そこに現在にまで継代され生き続ける「土壌内細菌」が棲みつき，現在の肥沃な土壌が形成されてきました．一方では，大気中の水蒸気が冷え降雨となって，この地上に降り注ぎ「淡水の層」を造り上げ，陸上生物を育て上げ，湖沼・河川などとなって海に連結されました．ここで始めて，生物の誕生した「海水」と陸上の「淡水」との交流が開始され，生物は大気中の「豊富な酸素」と燦々と降り注ぐ「太陽光」と新しく生成された「淡水」を求めて鉛直的に急速に進化することとなったのです．

　こうして海中で誕生した原初の生物「シアノバクテリア」すなわち「藍藻類」の爆発的増殖により海水や大気の組成が激変し，以降「地球型生物」が棲み続けるに適正な環境が造られ，現在の生態系が維持されてきたのです．現在にまで継代して生きる原核生物は主として土壌内細菌や腸内細菌に代表

される「細菌類」ですが，今でも宇宙の「物質循環」に重要な役割を果たしています．このうち藍藻類は太古の昔から現在まで植物プランクトンの一種として，この地球上に住むあらゆる"生物の元祖"となっているのです．すなわち，原核生物のシアノバクテリアを基本に：植物プランクトン－動物プランクトン－緑藻類－水中胞子植物（海藻：褐藻類と紅藻類）－陸上胞子植物（シダ類・カビ・キノコなど）－種子植物（裸子植物と被子植物）へと5.7億年以降無機物から有機物を産み出す「光合成」を営む植物系統発生の連鎖が続き，後に大気中のCO_2の激減と副産物としてのO_2の増加が陸上の生態系の激変をもたらしました．

そのうち最も原初の生物である「微生物」は，広く生態系の中にあって有機物を分解して無機物に変える「分解者」として発酵や腐敗に係り，また「片付け屋」として宇宙の「物質循環」に重要な役割を担っています．

最近，土壌内細菌が分解できない"人工産物"が増え続け，地球環境を破壊し地球の危機が叫ばれています．地球上に住む全ての生物の危機が私たちの眼前に迫っているのです．この地球上にたった200万年前後しか居を占めていない新参者の人間が「わがまま」で38億年も延々と続いてきた「地球型生命の歴史」に終止符を打ってよいものかどうか．ちょっと考えれば自明のことです．

(6) 「水」は宇宙「異空間エネルギー」の伝播者？

「宇宙」とは『准南子（えなんじ）』によれば，「宇＝世」を空間の広がり，「宙＝界」を時（間）の流れとしていますが，「宇」を天，「宙」を地とする説もあります．物理学では「物質」と「エネルギー」が存在する空間を意味し，哲学的には一定の秩序をもった世界（cosmos）を意味しています．一般には地球大気圏外の天体を含む全ての空間とか天地万物（存在する森羅万象）と解釈されています．「宇」すなわち「空間」を埋めているものは「物質」です．この物質間を時間（瞬間）的に飛び交い移動するのが「エネルギー」です．

さて，宇宙は一般に「Big Bang」という大爆発（不連続点）に始まるといわれています．この大爆発は現在に至る「膨張宇宙」に繋がるのです．有限時間の過去において，宇宙は非常に高温・高密な状態から爆発的に膨張を始めたとし，急激な温度降下の過程で物質の元「素粒子」が誕生し，互いに引き合い，その間を結ぶ「エネルギー」が生成され（ひも理論），今もなお分化の過程にあるというのです．

　最も原初に誕生した「物質」の元「元素」は「水素」です．元祖の水素は1個の陽子（＋）と中性子で構成される「原子核」の周囲を1個の「電子（－）」が一定のエネルギーで引き合いながら回る構造をもつ物質だと考えられます．さらに最近では"陽子"をもっと微細な粒子（クォーク）にまで細分化して考えています．

　この「水素」が「酸素」で「酸化」されて誕生したのが「水分子」ということになります．しかし逆に考えれば，酸素は水素によって「還元」されたということになるのです．このように2種の物質（元素）間で「電子」の授受が起こる反応を「酸化還元反応」と呼んでいますが，**物質はこの反応で「分化」を遂げるのです**．この反応（REDOX）は一方の物質が酸化されれば，それに伴って相手役の他方が還元されるという「両側性」を備えています．H_2O（水）は宇宙の原初にHとO原子相互の酸化還元反応（REDOX）で分化誕生した物質（分子）だということになります．

　この「水」は実に摩訶不思議な物質だと言われています．すなわち，気体として「気圏」を，液体として「水圏」を，固体として「氷雪」となり，「場」に応じて相変化する物質なのです．しかも1気圧4℃以下で比重が大きく（密度が高く）重くなり，水槽の下部に沈みこむ．さらに1気圧0℃以下で氷雪となり，比重が最も小さく軽くなって液体の水に浮かぶのです．

　構造的には，単なるH_2Oで示される平面的なものではなく"への字型の分子構造"をとり，双極性を示す「水分子」が「幾何学的構造」で「鳥篭状態」を作り，さらにブドウの房のように集合し「クラスター」と呼ばれる分子集合体を創り出す稀有な物質です．鳥篭の空間を中心とした分子間の「隙

間」にはさまざまな気体（ガス）やミネラルなどを留め置き，水はさまざまな物質の溶媒となり，冷えると"メタンハイドレイト"や"ドライアイス"などを作り出します．さらに，その周囲に水分子を集合させて「水和殻」と呼ばれる「巨大分子」を形成することにもなるのです．

「水」のこの性質が，森羅万象（宇宙に存在するあらゆる物質）の仲人として，宇宙各圏の「エネルギーの伝播者」となって「生物の誕生」にも大役を果たすことになるのです．

(7) 物質と「場」を構成する基本的粒子「素粒子」

比較的安定した「素粒子」だけでもこの太陽系宇宙には数十種類存在するという．代表的なものは［陽子］［中性子］［電子］［中間子］［光子］などです．それぞれに「反粒子」が存在します．素粒子のうち強い相互作用をもつ"陽子や中性子"のような粒子を総称して「ハドロン」(hadron) と呼んでいます．ハドロンはスピンによってバリオンとメソンに分かれます．ハドロンはさらに基本的な粒子「クォーク」から構成されています．陽子（プロトン）は中性子と共に「核子」と呼ばれ，原子核を構成し物質の具体的「質量」を決めます．また陽子の個数によって元素の種類が決まります（参照：元素周期表）．反対に強い相互作用に関与しない"電子"のような極軽量な粒子を「レプトン」(lepton) と言います．レプトンには電子 (e)・u粒子・δ粒子とニュートリノなどがあります．また，電子の反粒子を「陽電子（ポジトロン）」と呼び，e+で表します．

電子（エレクトロン）は原子核の周囲に分布して原子を構成し「物質の性質」を決める重要な要素をなし，すべての電磁的現象の根源です．あらゆる物質は「帯電（荷電）」しています．周囲に「電場」をつくり，物質が運動すると「磁場」を形成します．磁場は磁力の働いている空間を意味しています．「電荷」は全ての電気現象の元になっているのです（現代物理学では「粒子と場」は一元化され，相互に付随しあうものとされています）．

エネルギーとは物体（物質）の持っている仕事をする能力の総称です．約150億年前 Big Bang で「宇＝物質空間」と「宙＝エネルギー時間」とに分かれ，そこに太陽系の誕生で地球を始めとする「惑星」が誕生し大小さまざまな隕石が衝突し合い，宇宙の全ての物質は5つのエネルギーを構成要素に持って誕生したと考えられます．いわゆる「エネルギー5形態」すなわち「光」「（地）磁気」「電気」「熱」「力学的」エネルギーの5つです．実は「物質」は宇宙という「時空間」の中に，これらの5つのエネルギーが固まっている状態なのです．

(8) 生体磁石（マグネタイド）と人間の神経系

「太陽の申し子」：地球（macrocosm）も細胞（microcosm）も一種の「磁石」です．

人間の身体は約60兆個（成人）の細胞で構成されています．さらに突き詰めれば J.Lederberg 博士が指摘しているように，この体細胞に加えて外界と接する私たちの皮膚（外ナル外）や粘膜（内ナル外）には1500兆にも及ぶ微生物が棲みついて常在し，私たちの体細胞と「共生体」を造り一体となり，総体1560兆もの細胞集合体（great microcosm）を形成しているのです．

この細胞それぞれが「微小磁石」として働き微小電流が流れ，しかも体液自体の水分子が「極微小モーター（電気的双極子）」として作用し複雑な微小磁場を造っています．生体の homeostasis を維持するためには，この錯綜する複雑な磁場を統合制御しなければなりません．そのため人間には無数の磁場制御装置が準備されています．そのうち最たるものが超微細マグネタイド（磁鉄鉱）を内包する「生体磁石」であり，最もシステム化され統合された組織がいわゆる「神経組織」なのです．

(9) 人間と環境との情報交換

　私たち人間は「環境の動物」といわれています．大宇宙（macrocosm）の中に住む小宇宙（microcosm）なのです．大宇宙と接する部分は全て「皮膚と粘膜」に被われ，ここにはヒトゲノムに制御されている60兆の体細胞と共生する1500兆以上の「微生物（microbiosom）」が棲み付き，お互いに助け合いながら「共同生活」を送っているのです．

　すなわち，私たちは父母の合体した受精卵から分化した60兆の体細胞だけで生きているのではなく，この地球に30億年前から継代して生き続け，地球の歴史を知りつくした「原核生物」を母とする微生物（microbiosom）に護られて，今ここに在るのです．

　特に皮膚体表面積の200～300倍の表面積があるといわれる〈腸粘膜〉には500種類以上1200兆個（60兆体細胞の20倍）もの「腸内常在細菌」が棲み付いて共生生活を送っているといわれているのです．これら微生物の寿命は短いけれど，それぞれが健気に物質代謝を営み，体細胞と同じように「種」をつないで生きているのです．

　生物どうしの情報交換は当然ここでも行われていると考えるのが妥当です．微生物間の情報交換は当然生物誕生の38億年前から続いているでしょう．否，もっと前，ウイルス（核酸/蛋白）が誕生した40億年前から「核酸どうしが情報交換」をしていたと考える方が妥当です．今でもDNAやRNAは（遺伝子）情報の伝達者です．mRNAはその名の示す通り「メッセンジャー」です．すなわち，地球史的見解からすれば，地球誕生・生命誕生の原初から，「核酸」は宇宙と生命圏をつなぐ「最初の情報伝達物質」であり，さらに現在でも「遺伝子」として「生命圏」の「究極の情報伝達物質」の地位を堅持しているのです．

(10) 腸内共生系微生物は「宇宙」(macrocosm)と「生物」(microcosm)の仲人か?

　多細胞生物個体に共生している微生物（microbiosom）のDNAは38億年前の**生命の誕生**以来の地球の歴史を継代記憶し，宿主細胞に過去の情報を伝達しているとしたら，宿主はこの地球上で生きるために大変重要な情報を提供されていることになります．生物進化の過程では，過酷な地球環境を生き抜くために，しばしばこのような**共生共存**が繰り返されてきたことは研究者の間に知られた事実です（一例を上げると，有核細胞内の細胞内小器官（葉緑体やミトコンドリア）は原核生物の共生・接合からの産物です）．

　人体に共生しているウィルスまで入れるともっと多数かも知れませんが，私たち人間の腸内に共生する微生物（microbiosom）は500種類以上，約1200兆個体数と考えられています．宿主体細胞数の20倍強の微生物が腸内に共生し，私たち身体と一体化し毎時毎日増殖し代謝し生死を繰り返しているのです．この人体と共存共栄の「共生生物」をどうして無視できましょうか！　この「腸内細菌群」は腸粘膜に集まる免疫担当細胞と一緒になり，第一線の「防衛部隊」を結成し，私たちの身体を疾病から護ってくれているのです．

　著明なノーベル医学・生理学賞受賞者・J.Lederbergは西暦2000年に当時の生物学者や医学者に向けて大変重要な提言を行っています．すなわち，「ヒトはヒトゲノムとマイクロバイオソーム（ゲノム）との共生する超有機体（superorganism）である」（しかし，わが国の臨床医の間では，長い間この事実は"無視とはいえなくとも軽視"されてきました．私たち臨床医は，この生物学者の忠告に素直に応対すべきではないでしょうか．独り善がりな現在の医療は禍根を残すばかりでなく，将来の医療を隘路に誘い込むことにもなりかねません．今や20世紀的「排除の医療」では解決できない「難病疾患」が増え続けています．抗生物質や抗がん化学物質，手術などの人工的「排除の医療」のみでは解決できない疾患が私たち日本人の命を脅か

しているのです．沈思黙考して，今こそ素直に「自然の良能」を巧みに生かす「共生医療」に主軸を移すべきではないでしょうか．そればかりではありません．今までのような自分よがりな「押し付け医療」をそのまま続ければ，必要以上に高額な医療費をつくりだし，"費用対効果"からみると誠に"無駄の多い"対症療法が漫然と続けられることとなり，日本の誇る国民皆保険制度を根本から崩すことにもなりかねません．心して事に当るべきべきではないでしょうか．

「病」を防ぐ機転を免疫機転と呼んでいますが，そのうち生物に生来自然に備わっている病気予防システムを「自然免疫」といっています．これに対し，予防注射や感染後のように微生物やアレルゲン物質によって後天的に引き起こされた免疫を「獲得免疫」と呼びます．

免疫は一般に血液の"白血球系細胞群"が役割を分担し「免疫担当細胞」と呼称します．白血球には，(1) 顆粒（白血）球（好中球・好酸球・好塩基球），(2) 単球（大食細胞/macrophage），(3) リンパ球（Ｂリンパ球・Ｔリンパ球）がありますが，普通 (1) および (2) は旺盛な「貪食能」を持ち，前者は直接的に"病的細菌"を，後者は"高分子物質"を特異的に貪食し第一線の防衛を担当しています．リンパ球には貪食能はなく，代わりに「分泌蛋白合成能」を持ち，そのうちＢリンパ球は「抗体」を分泌し「液性免疫」を，Ｔリンパ球は「サイトカイン」を分泌し「細胞免疫」を担当し免疫機転の主力部隊を務めます．

生体防衛に活躍する自衛隊にも相当するこれらの白血球系細胞群は全て「造血器」（生後は骨髄・リンパ腺・胸腺）で造られ育てられますが，活躍するにはまだまだ未熟で，スキルアップするための「訓練場と訓練係」が必要です．その最大の訓練場が「外部環境（macrocosm）」と直接接する「腸粘膜」なのです．訓練係は「腸内常在細菌（microbiosom）」です．

(11)「生物共生細菌」と「土壌内細菌」

　前述したように，土壌（土）は一般に地殻の最上層にある自然物で，岩石の風化物に生物の遺体やその分解物などの"有機物"が混合して生成されたものです．38億年前この地球上，海底で生物が誕生して以来，原核生物のシアノバクテリア（藍藻類）などのプランクトンが異常増殖し，海洋と大気の組成を変えてきましたが，その死骸が海底に堆積され原始的「デトリタス（有機堆積物）」の堆積土である「有機的堆積岩（storomatolite）」を形成しました．これが「土」の原基です．ここに地殻やマントルの構成岩石の風化物（montmorillonite）が混成し，造山現象で盛り上がったものが陸上の「土」になり「土壌内細菌」が棲み付き肥沃な「土壌」となったのです．さらに，その上に陸上の生物の死骸から出た有機堆積物が重層し，今の「土」になったのです．ここには当然，地質学的年代に互って幾世代も生き続けた微生物（microbiosom）が棲み続け，今でも「土壌内細菌叢」を形成しています．

　ところで「土」のことを「土とはイオンのことをいい，プラス（＋）とマイナス（－）と書く」と唱える人がいます．言い得て妙です．地球の地殻を構成する鉱物の大部分は「ケイ酸塩」です．「ケイ酸塩鉱物」は岩石の風化物ですが，これに「腐植（土壌内有機物）」が混じるとマイナス（－）の電気を帯びた微細な「微粒子」となり「土壌コロイド」を形成するといわれています．このマイナスに荷電した土壌コロイドに NH_4^+，K^+，Ca^{++}，Mg^{++} などのプラスイオンがくっつき"水はけ"の良い土壌ができるといわれています．この土の生物学的変化が植物を育て，あらゆる生物を潤したのです．"腐植"や"動物の排泄物"などに付着した"微生物"が土壌内で発酵・繁殖し，より豊かな「土壌内微生物叢」やミミズやダンゴムシなどの「土壌内生物」を育成し，生命力豊かな土地ができ上がってきたのです（「自然と人間との共生」がテーマだった大阪【花の万博】［1990年］のコスモス国際賞

に耀いた米国人生物学者：Edward Wilson 氏は「今，地球上で知られている細菌は1万種ほどであるが，実際には数百万種存在すると考えられる．この微生物の持つ酵素や遺伝子をもっと知れば，医療や農業の発展に役立つ．ゆえに【生物多様性】が大切なのだ」と訴えています．地球生態系の維持は今，ヒトと地球の健康を護るため緊急の課題なのです）．

　50億年におよぶ地球史において「土壌内細菌」は，その祖先を生物誕生の38億年前の"原核生物"にまで遡ることができます．それに較べ，ヒト（*Homo sapiens*）はたった200〜300万年前に初めてこの地球上に現れた"新参者"なのです．したがって，人間は父母から頂いた"ヒトゲノム"の情報だけでは過酷な外部環境に耐えて生き抜くことができなかったことは想像に難くありません．そこで土壌内細菌と共生して，この地球上に生きる術を学んだとも考えられます．すなわち，自己保存・進化のため，動物は外界と接する「皮膚や粘膜」に土壌内細菌の一派を共生させて「共存共栄」の道を選んだのでしょう．これを引き継いだのが，私たち人間に共生する微生物（microbiosom）の正体なのではないでしょうか．

　言い換えれば，「ヒト」は孤立してこの地球上に生きているのではなく，生物史38億年前からの体験を記憶する遺伝子を保有する"原核生物"を含むマイクロバイオゾームと共生して生き永らえてきた生物だというのです．この意味で人間は微生物の助けなくしては生きていけない生物なのです．人間と共生状態にある微生物（microbiosom）は人間（microcosm）が大宇宙（macrocosm）と接する場所（皮膚や管腔臓器の粘膜）に棲み付いて私たちの身体を被い庇護しているのです．

　このマイクロゾームの故郷は何処か！！"土壌内微生物"の棲む「土」すなわち地球なのです．

　皮膚の面積（体表面積）に比べ「粘膜」が被う面積は広く，特に"腸粘膜"の面積は体表面積の200〜300倍あるといわれています．ここに共生する微生物だけでも1200兆は下らないというのです．これだけの数の微生物が日夜繁殖し，生きまた死んでいるのです．これを bacterial flora（腸管の

花園）と呼んでいます．花園いっぱいに華を咲かせることが健康長寿につながるのです．

(12) 腸能力は超能力である

　外界および内界から受けるストレス（物理的・化学的・生物的・心的など）の嵐を最も浴びるのは「腸粘膜」だといわれています．したがって，ここには体内の微小血管の55%が集中し，免疫担当細胞の70%が集結しています．腸は栄養素の消化と吸収を主とする臓器ですが，また体内最大の循環器であり，最大の免疫器官であるといわれる由縁です．

　腸粘膜には「微生物」がお花畑のように咲き誇り一大花園（bacterial flora）をつくり，小腸では食べ物を「発酵」して各種の栄養素（ミネラル・ビタミン・必須アミノ酸・短鎖脂肪酸など）を産出し，大腸では植物残渣を"腐敗"させ，必要なもの（水や溶解物質）を宿主に与え，老廃物を無毒にして便として排泄させ解毒にも役立っています．宿主の体細胞と協力して摂取食物の消化・吸収・解毒・排泄などに重要な役割を分担して「価値ある共生」を続けているのです．

(13) 過酷な地球環境「自然の掟」に適応し進化する

　人間は自身の生命個体維持のため，また種族保存のため，過酷な自然環境を相手に絶えず戦い生き抜いてきました．その「地球史的体験の記憶」は私たちの身体を構成する60兆個の細胞のDNAにしっかりと刻まれています．すなわち，人間は外界の過酷な環境との戦闘に備え，体細胞全体に栄養素や酸素を運ぶ血液循環を維持するため「血圧」を高め，また活動する全身の体細胞のエネルギー代謝を支えるため「血糖」を高値に維持する必要に迫られたのです．その記憶は今でも人間（*Homo sapiens*）の基本的構造であるヒトゲノムに刻み込まれているのです．

例えば血圧や血糖を上げる"異化ホルモン"はカテコールアミン族を初めサイロキシン・グルカゴン・成長ホルモン（GH）・副腎糖質コルチコイドなど多数挙げられますが，血圧を下げる内在ホルモンは皆無で，血糖を下げるホルモンは小腸粘膜細胞が分泌するインクレチンのほか，膵臓のランゲルハンス島から分泌される「同化ホルモン」の代表インスリンを数えるだけです．

人間は山河や海を駆けめぐって，漸くわずかな食料を獲得し「飢餓」に耐えて生き抜いてきました．人間は元々「飢餓」に耐えて生きて行けるように，あらかじめ体質的に準備されているのです．

現在の自称文明人に見られるような"飽食や不動"は「自然の掟」からはかなり逸脱した行為で，ヒト200〜600万年の歴史でもかつてなかった異常な事態であり，いまだヒト体細胞にとっては未知の世界であり，細胞はその適応に戸惑っているのが現状です．人間はいまだ"飽食や不動"に対する備えが十分でないのです．

幾億年にも亙る長い年月をかけて培われてきた「自然の掟」を人間の欲望の赴くままに踏みにじり破った結果が今私たち現代人の"身"に降りかかっているのです．すなわち，これが「身土不二」の真に意味するところです．

日本人の60%が罹患しているといわれる"糖尿病ないし糖尿病状態"，さらに"高血圧症"，その代謝異常に基づく動脈硬化が原因の"脳血管障害や心臓病"などの血栓性疾患は，その典型例なのです．したがって，「死の四重奏（deadly quarttet）」として知られる［Ⅱ型糖尿病や高血圧症，肥満および脂質異常症］は，また"静かなる殺人者（silent killer）"と異名をとる疾患群ですが，その究極的原因を良く理解し，ヒトの原点に戻って「未病」の内に適切に対応すれば，自然治癒が望める疾患なのです．

そればかりではありません．世界の文明国を自称する国民が，今悩むがん・膠原病・自己免疫疾患・アレルギー疾患・神経筋疾患・心身症・うつ状態・精神疾患など多くの"難治疾患"も，すでに西洋医療を中心とする手術や化学物質などの20世紀的"排除の医療"では対処できないことが判明し

ています．一日も早く医療人が「この事実」を根本的に理解し「生きとし生けるものに優しい医療」すなわち，東西医療の良点を融合させた「共生医療」に勇気をもって切り換えれば，多くの"浪費"と"能力の使い捨て"が省けます．

(14) 「身土不二」の近代医学的解釈

「身土不二」は元々「仏教用語」です．今まで人間が行ってきた行為すなわち「身」の果報（正報）は，私たち人間が拠り所（原点）としている地球環境すなわち「土（依報）」と切っても切り離せない関係にあるという"因果応報"を意味することばです．

今では「文化人類学的食養食育学」の立場から「地産地消」「スローフード」「医食農同源」などさまざまな意味合いで使われていますが，要は「私たち人間は育った土地（土）とは切っても切れない関係にあり，土から生まれ土に還る宿命にある」のだから"私たち人間は故郷である「郷土」と「身体」を大切に，自然と親しく共生して生きねばならない"という諌めにもなっています．

前述したように腸は体内最大の免疫器官であります．したがって「腸を鍛える」ことが，すなわち「がん予防」にもつながるのです．ここで訓練された免疫担当細胞系，特に「NK細胞」は人間が生まれながらにもっている自然免疫で，全身をあまねくパトロール監視し，がん細胞や悪性ウィルスに感染した細胞など，全体の調和を乱す傷害因子を見つけるとたちまち攻撃し，制止し排除する性質をもっています．つまり自然免疫の代表であるNK細胞の減少および機能停止は，がんをはじめさまざまな疾病を招く原因となるのです．そのため，この訓練係（腸内常在細菌）を育成し，腸内環境を健全に保つことが健康長寿への近道となるのです．しかし，NK細胞をはじめとする免疫担当細胞は加齢と共に減少し，攻撃力も低下し，しかも，精神的ストレスに弱く，容易にその機能が抑制されてしまうことが知られています．

この免疫力の低下を防ぐためにも腸内常在細菌と免疫担当細胞との共同作業を強力に推進することが必要なのです．それにはまず腸内環境を健全に保ち，腸内細菌叢を健全に育成することに努めましょう．穀物，野菜，きのこ類，果物，海藻類や魚介類を多く摂る食生活をお勧めします．これら自然の恵みに含まれる食物繊維，「オリゴ糖」，ミネラル（特に Si や Ca など）は腸内細菌をやさしく育て，腸免疫を活性化してくれます．

　昔から「味噌を食べれば医者いらず」という諺があります．日本には津々浦々，古来より免疫力を高めるといわれる「発酵食品」があります．脂肪の多い肉食や防腐剤を多く使った保存食などを偏食・過食せず，バランスの良い食事と適度な運動は健康に良い連鎖を生むでしょう．

　「医食農同源」健康は「腸」から：普段の心がけが「がん」を未然に防ぎ，生活習慣病を改善するという結果を生みます．

（出典：「人の健康と地球の健康」（健康福祉実践協会発行）をまとめたものです）

〈著者〉

岩浅昌幸（いわさ・まさゆき）
筑波大学准教授．専門分野：ヒューマンセキュリティ政策の統合的研究．
慶応義塾大学法学部卒．筑波大学大学院社会科学研究科博士課程，日本学術振興
会特別研究員，成蹊大学講師などを経て，2010年より現職．

増茂正泰（ますも・まさやす）
医師．東京大学薬学部薬学科卒業，東京大学医学部医学科卒業．
総合内科，プライマリーケア．

〈特別寄稿〉

今井敬喜（いまい・けいき）
医師．元東京医科大学内科助教授．

ヒューマン・セキュリティの時代
◉

発行	平成28年2月29日　初版発行
著者	筑波大学准教授・岩浅昌幸　医師・増茂正泰
発行人	花山　亘
発行所	株式会社 筑波出版会
	〒305-0821　茨城県つくば市春日2-18-8
	電話　029-852-6531
	FAX　029-852-4522
発売所	丸善出版 株式会社
	〒101-0051　東京都千代田区神田神保町2-17
	電話　03-3512-3256
	FAX　03-3512-3270
口絵・装丁	山下祐晟
印刷・製本	株式会社 シナノ パブリッシング プレス

◉

©2016〈無断複写・転載を禁ず〉
ISBN 978-4-924753-60-0　C3047
・落丁・乱丁本は本社にてお取替えいたします（送料小社負担）

・追加情報は下記に掲載いたします
　URL = http://www.t-press.co.jp/